Singlutenismo

Singlutenismo

Dany Faccio

VERGARA

Papel certificado por el Forest Stewardship Council®

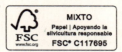

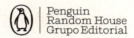

Primera edición: octubre de 2024

© 2024, Daniela Faccio Peláez
© 2024, Penguin Random House Grupo Editorial, S. A. U.
Travessera de Gràcia, 47-49. 08021 Barcelona
Imágenes de las páginas 184-188: Flaticon.com

Penguin Random House Grupo Editorial apoya la protección de la propiedad intelectual. La propiedad intelectual estimula la creatividad, defiende la diversidad en el ámbito de las ideas y el conocimiento, promueve la libre expresión y favorece una cultura viva. Gracias por comprar una edición autorizada de este libro y por respetar las leyes de propiedad intelectual al no reproducir ni distribuir ninguna parte de esta obra por ningún medio sin permiso. Al hacerlo está respaldando a los autores y permitiendo que PRHGE continúe publicando libros para todos los lectores. De conformidad con lo dispuesto en el artículo 67.3 del Real Decreto Ley 24/2021, de 2 de noviembre, PRHGE se reserva expresamente los derechos de reproducción y de uso de esta obra y de todos sus elementos mediante medios de lectura mecánica y otros medios adecuados a tal fin. Diríjase a CEDRO (Centro Español de Derechos Reprográficos, http://www.cedro.org) si necesita reproducir algún fragmento de esta obra.

Printed in Spain – Impreso en España

ISBN: 978-84-19820-33-4
Depósito legal: B-12.807-2024

Compuesto en Llibresimes, S. L.

Impreso en Romanyà Valls, S. A.
Capellades (Barcelona)

VE 2 0 3 3 4

*A Julita, mi mejor inspiración, motivación
y compañera de la vida singlutenista*

Este libro quiere ser un medio de divulgación de consejos prácticos para la vida sin gluten. Los datos que figuran en él son aproximados y se comunican con buena fe, pero no es un manual de medicina, dietética o nutrición ni pretende sustituir ningún tratamiento o consejo sanitario prescrito por su profesional sanitario de referencia. Ante cualquier duda, consulte a su profesional sanitario o solicite consejo individualizado en www.singlutenismo.com.

ÍNDICE

Introducción 19
El diagnóstico y el seguimiento 23
   «Creo que soy singlutenista» 25
   «Me dicen que lo mío son nervios» 28
   «Tengo un familiar singlutenista» 29
   «Tengo una patología autoinmune» 32
   «Por fin tengo un diagnóstico» 33
   «Si soy celíaca, ¿qué pasa cuando como gluten?» 34
   «Me han dicho que por un día o un poquito no pasa nada, ¿es verdad?» 34
   «¿Existen pastillas que me permitan evitar la dieta sin gluten?» 35
   «Si tengo sensibilidad al gluten, ¿qué cuidados necesito llevar?» 35
   «Me han dicho que solo soy intolerante al gluten, ¿es correcto?» 37
   «¿En qué consisten las primeras revisiones tras el diagnóstico?» 37
   «¿Qué seguimiento necesito?» 40
   «No he tenido un seguimiento hasta ahora, ¿cómo empiezo?» 42
   «No termino de mejorar» 43
   «¿Cómo puedo saber si he comido gluten?» 48

«He comido gluten por accidente, ¿qué hago ahora?»	49
«He vuelto a empeorar»	50
«¿Puedo desarrollar otra enfermedad autoinmune?»	51
«Ya estoy comiendo sin gluten, pero no tengo un diagnóstico»	51
«¿Es cierto que puedo evitarme la reintroducción de gluten si me hacen la citometría de flujo?»	55
«Me dicen que mi diagnóstico no estuvo claro y que tienen que repetirme las pruebas, ¿cómo puedo hacerlo?»	56
Quédate con esto	58
DE COMPRAS SIN GLUTEN	61
La información alimentaria	62
La mención «sin gluten»	63
La clasificación de los alimentos	66
«No sé qué comer»	68
«Solo me fijo en que no haya gluten en el etiquetado, ¿es suficiente?»	70
«He leído que hay empresas que remiten al etiquetado, ¿qué significa eso?»	70
«Solo como alimentos que indiquen que no contienen gluten, ¿está bien?»	71
«No termino de aclararme con varios productos»	72
Las lentejas	72
Las especias	73
Las infusiones	74
Los lácteos y las alternativas vegetales	75
El maquillaje, los dentífricos y otros productos cosméticos	75
El material escolar	76
Los utensilios desechables biodegradables	77
Los medicamentos	77
Los suplementos	78
«¿Las partes por millón se acumulan a lo largo del día?»	78
«Si el etiquetado indica que puede tener trazas de otros	

alérgenos, pero no de gluten, ¿es apto para los singlutenistas?» 79
«Con frecuencia, tengo dudas sobre si algo tiene gluten o no» 79
«¿Qué hago si no me queda claro si un producto tiene gluten?» 80
«¿Qué hago con los ingredientes que tengo en casa desde antes del diagnóstico?» 80
«El etiquetado de un producto pone que tiene cereales con gluten y que no tiene gluten a la vez, ¿cómo es posible?» 81
    El error de etiquetado 81
    Con gluten por debajo de 20 ppm 82
    El almidón de trigo sin gluten 82
    La cerveza sin gluten 83
    La avena sin gluten 84
«Leer el etiquetado es muy difícil» 84
«¿Cómo puedo hacer la lista de la compra para no confundirme?» 86
«¿Puedo comprar a granel?» 86
    Frutería y verdulería 87
    Pescadería 88
    Carnicería 88
    Charcutería 89
    Tiendas de té y café a granel 90
    Tiendas de frutos secos, especias, legumbres, granos y harinas en general 90
    Panaderías, pastelerías y obradores en general 91
    Quioscos y dispensadores de golosinas 91
«¿Todo esto me vale para los productos importados?» .. 92
«Suelo comprar por internet, ¿debo tener algún cuidado en especial?» 92
«Siento que no puedo más con la carga mental de encargarme siempre yo de la compra y la cocina» 93

Quédate con esto 96
COMER RICO Y CON SEGURIDAD 98
  «Los productos sin gluten del supermercado no están separados, ¿es seguro?» 99
  «La cinta transportadora de la caja del supermercado está llena de harina o de migas de pan, ¿puede suponer un peligro?» 100
  «¿Cómo puedo organizar mi cocina?» 101
    Si no compartes piso con nadie que coma gluten . . . 102
    Si compartes tus comidas con alguien que come gluten 102
    Si compartes casa con personas que comen gluten, pero no las comidas 104
    Cuando visitas habitualmente a otra persona 105
  «Ya que es más sencillo, ¿puede comer toda la familia sin gluten?» 107
  «¿Con qué utensilios puedo cocinar y comer?» 108
  «¿Tengo que duplicar todo lo que tengo en mi cocina?» . 110
  «¿Qué cuidados debo tener con el horno?» 111
  «¿Cómo cocino sin contaminar la comida con gluten?» . 112
  «La he liado y he contaminado un plato, ¿qué hago ahora?» 114
  «No sé si he podido cometer un error al cocinar» 114
  «Si solo se quita el gluten lavando con agua y jabón, ¿por qué es seguro comer lentejas a las que les retiramos los granos de trigo, pero solo las lavamos con agua?» 115
  «¿Puedo usar el mismo estropajo, bayeta y trapo de cocina?» 115
  «¿Por qué sabe tan mal la comida sin gluten?» 117
  «¿Cómo cocino rico y sin gluten?» 119
  «¿Cómo puedo compartir mesa sin contaminarme?» . . 120
    En el día a día con la compañía de siempre 121
    En el lugar de trabajo o estudios 122
    En ocasiones especiales 123

    Cena de Nochevieja 123
    Cumpleaños infantil 124
    Una cena con los amigos de tu pareja 125
«Si hay alguien comiendo con gluten y toca algo, como la botella de agua, ¿puedo tocarla yo luego?» 126
«Mi hijo pequeño come gluten y toca mi comida, ¿es un riesgo para mí?» 127
«¿Los besos tienen gluten?» 128
Quédate con esto 129
COMER FUERA DE CASA 131
    «Me apetece comer fuera de casa» 138
    «No hay ningún restaurante específico sin gluten en mi zona» 140
    «Necesito comer y no hay ningún local de referencia cerca» 144
    «Ya estoy en el restaurante y no me gusta lo que estoy viendo» 145
    «Me voy de terraceo» 145
    «Es mi cumpleaños» 147
    «Un amigo o un familiar me ha invitado a su cumpleaños» 147
    «Es el cumpleaños de un conocido» 149
    «Estoy organizando una fiesta sorpresa para un singlutenista» 150
    «Estoy organizando una fiesta sorpresa para un conglutenista (y hay un singlutenista invitado)» 151
    «Tengo un bautizo, una comunión o una boda» 152
    «¿Cómo de importante es hablar de mi singlutenismo en el trabajo?» 154
        En la entrevista 154
        En el comedor de la empresa 155
        En los cumpleaños y otras ocasiones especiales de los compañeros 156
        En la cena de empresa 157

Las reuniones de trabajo 157
«Voy a un congreso» 158
«Tengo una formación de trabajo durante varios días» . 159
«Mis amigos y yo nos vamos de excursión» 160
«Mi hijo se queda a comer en el comedor escolar» 161
«Mi hijo se va de excursión con el colegio» 162
«Hay una celebración en el colegio o en el instituto» . . 163
«Es el cumpleaños de la amiga de mi hijo» 164
«Mi hijo adolescente va a salir con sus amigos» 166
«Siento que me estoy perdiendo planes» 166
«Mi entorno no me entiende o dice que exagero» 167
«Ha habido algún imprevisto grave» 169
«Creo que me he contaminado, ¿cómo puedo saberlo?» . 169
«¿Puedo denunciar a un restaurante que me ha contaminado?» 171
«Me da vergüenza hacer tantas preguntas, ¿es tan malo que me arriesgue?» 172
«¿Puedo comer en otros lugares que no sean bares y restaurantes?» 173
   Cines 173
   Heladerías 173
   Puestos de comida callejeros o sobre ruedas 174
   Parques temáticos 174
   Hospitales 174
   Conciertos y festivales de música 174
   Cafeterías 175
   Teterías 175
   Residencias 175
Quédate con esto 176
Viajar sin gluten y sin límites 177
Los elementos del viaje singlutenista 178
   El destino 178
   El motivo 180
   La compañía 180

La duración 181
El alojamiento 181
El transporte 182
El equipaje 182
El tipo 182
El presupuesto 183
El kit de viaje singlutenista 183
«¿Por dónde empiezo a planificar mis vacaciones?» . . . 188
«¿Cuál es el alojamiento más adecuado para cada tipo de viaje?» 191
    Hoteles 191
    Hostales y albergues 192
    Bed & Breakfast 193
    Apartamentos, casas rurales, cabañas y bungalós . . . 193
    Campings 193
    Barcos 194
    Casa de algún conocido o alojamiento compartido . . 194
«¿Cómo viajo en España?» 195
«¿Qué debo tener en cuenta al viajar en la Unión Europea?» 196
«¿Y fuera de ella?» 198
«Si viajo a un país en el que la presencia del trigo es muy escasa, será todo mucho más fácil, ¿no?» 199
«¿Cuáles son los mejores destinos turísticos para singlutenistas?» 199
«¿Cómo puedo viajar a un destino difícil para un singlutenista?» 202
«Quiero unas vacaciones en las que no preocuparme de nada» 204
«¿Qué puedo comer en el avión?» 205
«¿Hay comida sin gluten en los trenes?» 206
«¿Qué pasa con mi comida si viajo en autobús?» 207
«¿Dónde puedo comer si viajo con mi coche por carretera?» 207

«Me apetece irme de crucero» 209
«Me voy de viaje de estudios, con mi coro o con mi equipo» 209
«¿Puedo irme de intercambio escolar?» 210
«Queremos ir de vacaciones a un parque de atracciones» 211
«Mi hija es singlutenista, ¿puede irse de campamento?» . 212
«Pasamos las vacaciones en el pueblo y allí no hay nada» . 213
«¿Qué necesito para hacer el Camino de Santiago sin gluten?» 214
«Tengo un viaje de trabajo y el itinerario no depende de mí» 215
«Viajo con gente con la que no tengo mucha confianza como para condicionarles» 216
«¿Necesito llevarme un certificado o un informe médico?» 217
«¿Necesito un seguro médico?» 217
«¿Qué pasa si me contamino estando de viaje?» 218
«¿Puedo llevar comida sin gluten en mi maleta?» 218
   El control de seguridad 219
   El control de aduana 219
«¿Puedo traerme comida de otros países?» 220
«¿Qué necesito tener en cuenta para mudarme a otro país?» 220
Quédate con esto 221
LA SITUACIÓN DEL COLECTIVO SINGLUTENISTA 223
  Nuestras reivindicaciones como colectivo 224
  «Los productos específicos sin gluten son muy caros» . 227
  «Se me hace bola vivir sin gluten» 228
  «He tenido que aprenderlo todo por mi cuenta» 228
  «No tengo un seguimiento médico» 229
  «Me están tratando para curarme y poder comer gluten de nuevo» 230
  «No sé si lo que he leído por internet es de fiar» 230

«Por un poco de gluten que comas, no te va a pasar nada» 231
«Si vuelves a comer gluten poco a poco, vuelves a generar tolerancia». 231
«Pues yo conozco a un celíaco que se curó» 231
«Si no comes gluten, te haces celíaco» 232
«Hay unas enzimas que digieren el gluten, ¿por qué no te las tomas?» 233
«¿Comes sin gluten? Entonces vas a adelgazar un montón, ¿no?» 233
«El trigo en Europa es apto para singlutenistas» 234
«El pan de trigo fermentado con masa madre pierde el gluten y lo pueden comer los celíacos» 234
«En realidad, el gluten es malo para todos» 234
«Pero para las personas con una enfermedad autoinmune sí es malo, ¿no?» 235
«Si, estando embarazada, no comes gluten, tu bebé será celíaco» 235
«No sé para qué sirve una asociación de celíacos» 236
«Yo fui a la asociación de mi provincia y fue un chasco» . . 237
«Llevo años detrás del diagnóstico» 238
«Poco se habla del tiempo que nos quita todo esto» . . . 239
«¿Puedo solicitar algún certificado de discapacidad o ayuda económica?» 239
«¿Pueden cobrarme un plato más caro por ser sin gluten?» 240
«¿Dónde puedo encontrar a singlutenistas como yo?» . 240
«¿Qué puedo hacer yo como singlutenista?» 241
Quédate con esto 241

Conclusiones 243
Bibliografía 245
Agradecimientos 251

INTRODUCCIÓN

Convivir con una enfermedad o condición crónica siempre es un reto. Al duelo esperable que acompaña cualquier diagnóstico, se le suma en muchas ocasiones la necesidad de tener que aprenderlo todo de nuevo. Con frecuencia, el mundo no está preparado para la diversidad y nuestras necesidades generalmente no solo se encuentran sin cubrir, sino, para colmo, cuestionadas. En todo ello, nos toca hacer un esfuerzo titánico de adaptación a un sistema que se olvida de mucha gente y, por si fuera poco, se nos pide que lo hagamos con una sonrisa.

Desde hace años, me refiero a todas las personas con patologías relacionadas con el gluten como «singlutenistas» y son «singlutenistas honoríficos» aquellos que nos facilitan la vida. Seguro que los reconoces: me refiero a la abuela que ha adaptado su receta de croquetas para que no las eches de menos, los amigos que van contigo al restaurante en el que tú puedes comer o el cocinero del bar que, tras ver cómo no te comías nunca el aperitivo, te preguntó qué podía servirte que fuera apto para ti.

Los singlutenistas somos ese grupo de personas que necesitan comer sin gluten para mantener la salud. Es decir, no podemos ingerir nada que tenga o pueda tener gluten porque hacerlo supondría asumir unos riesgos muy graves a medio y largo plazo, más allá de lo mejor o peor que nos pueda sentar en el momento de comerlo. Por ahora, no tenemos alternativa, así que, sin entrar en más tecnicismos, se puede decir que necesitamos una dieta estricta sin gluten de por vida. Te confieso que, a mí, a veces, me gusta añadir «o hasta próximo aviso» porque confío en que, algún día, llegará algo que nos permita un poco más de flexibilidad en nuestra dieta sin perder el cuidado, el cariño y el respeto que merece nuestra salud.

Y es que hay algo que nos atraviesa a todas las singlutenistas, independientemente del tiempo que llevemos con el diagnóstico: nuestra patología hace que seamos singlutenistas cada vez que comemos, lo cual, seguramente, se produzca de media tres veces al día, como mínimo. Además, comer tiene esa función hedónica tan importante para la supervivencia que hace que la idea de tener que renunciar a ello se nos haga inconcebible (te lo adelanto: no hace falta que renuncies). Para rematar, por algún motivo, parece que no sabemos celebrar o reunirnos sin comida de por medio. Y esto está bien, no seré yo la que se queje de tener que socializar en torno a la comida, ¡faltaría más! La comida también es compartir, es vincular y es cultura. Gracias a ello, comer no es un mero trámite (y, mucho menos, hacerlo sin gluten), sino que es un acto mucho más complejo, en tanto que enriquecido, en todos los sentidos.

A pesar de lo presente que está la comida en nuestro día a día, parece mentira que suponga una barrera tan importante para muchos de nosotros. Resulta sorprendente el desconocimiento, la incredulidad y la incomprensión que hay en torno al singlutenismo. Tenemos que estar constantemente planificando, preguntando, justificando, organizando y agradeciendo una infinidad de detalles. Hemos normalizado lo indecible: que, durante años, achaquen tus síntomas a que «quieres llamar la atención»; que no puedas entrar en cualquier restaurante, pedir algo sin gluten y contar con que no van a dañar tu salud; que se rían de ti en la cena de empresa por pedir que no pasen la panera por encima de tu plato; que tu médico no tenga una dietista especializada a la que derivarte para ayudarte con tu nueva vida; pagar el pan a más de

12 € el kilo; pagar 150 € por el cubierto de una boda para que te pongan una manzana de postre; que el etiquetado de un yogur sea un auténtico jeroglífico... La lista es interminable. ¿En qué momento aceptamos todo esto como «lo normal»?

«Lo normal» tiene un nombre muy distinto: discriminación. Por favor, que nadie te quite ese derecho a la pataleta. Ahora, una vez hecha la pataleta, ¿qué hacemos?

En este libro, encontrarás llevadas a la práctica todas esas situaciones a las que te enfrentarás como singlutenista. Están agrupadas por capítulos temáticos y cada uno de ellos se inicia con un pequeño recordatorio del tema de base, tanto para ponerte en contexto como para que tengas claro de dónde sale todo lo que va a continuación. Además, a lo largo de cada capítulo encontrarás historias reales de personas que han pasado por la situación concreta y que te recojo aquí como testimonio de cosas que pasan en el mundo singlutenista. Por último, cada capítulo se cierra con una serie de conceptos clave que me encantaría que se te quedaran grabados.

Esta es la recopilación de doce años conociendo las historias de singlutenistas de todo el mundo, que me han ido calando hasta formar parte incluso de mis células, así que ojalá encuentres aquí también tu historia. En este libro, contarás con mi experiencia como singlutenista primero y como dietista especializada después, con esta perspectiva única que me da la posibilidad de estar a ambos lados de las consultas sanitarias.

Antes de dar paso a todo ello, me gustaría empezar este libro dándote la razón: ojalá no fuera necesario porque el mundo ya tiene todo esto más que superado. Y quiero, a la vez, felicitarte, darte las gracias y brindarte todo mi apoyo: eres una persona muy valiente por moverte en busca de esos recursos que te ayuden a estar mejor. Sí, ojalá algún día este libro no haga falta y tú y yo nos podamos dedicar a descubrir recetas, compartir restaurantes deliciosos a la hora de viajar u organizar eventos sin tener que pasarlo todo por el filtro singlutenista. Pero, mientras tanto, vamos a recoger aquí todo aquello que necesitamos para que tu vida singlutenista sea un placer. Y espero que mi libro, tu libro, pase por las manos de muchas personas a tu alrededor que te acompañan, tus singlutenistas honoríficas, y que son más que bienvenidas en nuestro mundo.

EL DIAGNÓSTICO Y EL SEGUIMIENTO

Las patologías relacionadas con el gluten son tres:

1. Enfermedad celíaca.
2. Sensibilidad al gluten o al trigo no celíaca.
3. Alergia al trigo.

Aunque cada una de ellas tiene sus matices y cuestiones clínicas propias, la consecuencia para todas es la misma: si tienes alguno de estos diagnósticos, necesitas llevar una dieta estricta sin gluten, ya que las prolaminas del gluten, otras prolaminas asociadas y las distintas partes de los cereales que las contienen son los factores desencadenantes de las reacciones y síntomas que se dan en los tres casos. De esta manera, si lo evitamos, nos mantenemos a salvo. Por ahora, quédate con esta idea y, más adelante, hablaremos de qué pasa cuando tienes un diagnóstico de sensibilidad o, peor, de «intolerancia al gluten».

Es posible que hayas oído hablar de dos patologías más relacionadas con el gluten: la dermatitis herpetiforme y la ataxia por gluten. Ambas son manifestaciones extradigestivas de la enfermedad celíaca, dermatológica y neurológica, respectivamente, y a las personas que las padecen se les deben realizar los estudios correspondientes para completar el diagnóstico.

El gluten es un conjunto de proteínas que se encuentra en algunos cereales, como el trigo, la cebada, el centeno, el triticale, el Kamut® o la espelta. Estas proteínas están formadas por una prolamina y por una glutelina que, cuando se unen, forman el gluten que confiere elasticidad y estructura a las masas de panadería.

Cuando una persona celíaca ingiere gluten, su sistema inmunológico genera una respuesta autoinmune: identifica las prolaminas del gluten como un patógeno al que hay que atacar y, en el proceso, ataca a su propio organismo. Esto tiene como consecuencia directa un daño a nuestro intestino, una dificultad para absorber los nutrientes de lo que comemos y una sobreestimulación del sistema inmunológico, con los riesgos que esto acarrea.

En la sensibilidad, aunque no está claro si el desencadenante son las prolaminas del gluten u otras partes del trigo, parece ser que la respuesta ante su ingesta es más bien sintomática, pero desconocemos las implicaciones que esto puede tener a medio y largo plazo.

Por último, en la alergia al trigo se da una reacción del sistema inmunológico ante las proteínas del trigo, entre las que se encuentra el gluten, y sus manifestaciones clínicas pueden ser más leves (como urticaria, lagrimeo, dolor abdominal, diarrea o vómitos) o más graves (como dificultad respiratoria, palpitaciones y hasta anafilaxia). Además, dependiendo del paciente, puede que la reacción se produzca no solo ante la ingesta del alérgeno, sino también ante el contacto o la inhalación.

Una vez alcanzado el diagnóstico, los pacientes singlutenistas necesitan un seguimiento clínico y dietético para toda la vida que no solo les ayude a desenvolverse en el mundo con su patología, sino que verifique la remisión clínica, prevenga déficits nutricionales y favorezca el diagnóstico precoz de otras enfermedades asociadas.

Si todo esto va como la seda, al menos, en lo que a la parte clínica se refiere, podemos vivir felices como singlutenistas. El problema es que, con frecuencia, muchas cosas fallan en el camino o no se desarrollan de la manera más adecuada para ello, por lo que vamos a ver qué conflictos podemos encontrarnos y cómo abordarlos.

«Creo que soy singlutenista»

Ve al médico. Es más que evidente, pero, con frecuencia, damos vueltas por otros muchos lados o probamos a hacer cambios en la dieta antes de ir al médico y, en este caso, es importante que cuidemos bien los pasos. Ante todo, no retires ni disminuyas el gluten de tu dieta, ya que esto puede falsear la valoración médica y los resultados de las pruebas clave para el diagnóstico o descarte de la enfermedad celíaca. En nuestro contexto, según el protocolo de diagnóstico, el cribado inicial empieza en la atención primaria del Sistema Nacional de Salud y en la cartera de servicios están disponibles los marcadores específicos de enfermedad celíaca.

Te harán una analítica de sangre bastante exhaustiva que incluye varios parámetros que puedan dar pistas de que hay algún problema de malabsorción intestinal y, además, un marcador muy específico y sensible para el despistaje de celiaquía: los anticuerpos antitransglutaminasa IgA. Es importante que te miren este marcador por encima de otros dos que son menos sensibles (como los anticuerpos antiendomisio) o menos específicos (como los anticuerpos antigliadina). Por último, es importante que te descarten un déficit de inmunoglobulina A (o IgA).

Si todo esto se hace adecuadamente (es decir, en tu dieta hay un consumo normal de gluten y te miran bien todos los marcadores), como cribado inicial es suficiente para descartar enfermedad celíaca, de manera que, si el resultado es negativo, con bastante probabilidad tus molestias tengan otra explicación. Existe un pequeño margen de error para falsos negativos o para personas que, al parecer, tienen enfermedad celíaca seronegativa (esto es, los anticuerpos salen negativos, aunque haya una enfermedad celíaca activa). Por eso, el protocolo contempla que, si este marcador es negativo, pero hay una sospecha clínica importante, se siga adelante con el resto de las pruebas.

Por supuesto, lo esperable es que nada de esto tengas que pedirlo tú y que sea tu médico quien, si considera necesario descartarte esta patología, solicite los marcadores adecuados. Sin embargo, es posible que su sospecha sea otra o que pueda descartar varias cosas a la vez, para lo cual te pedirá más pruebas. Hay una serie de síntomas compatibles con la enfermedad celíaca recogidos en el protocolo que, por supuesto, no son exclusivos de esta patología y pueden estar detrás de otras muchas, por lo que el diagnóstico diferencial es determinante. Además, el cuadro clínico varía en los distintos grupos de edad, como se recoge en el protocolo:

Niño pequeño	Niño mayor / adolescente	Adulto
Diarrea crónica. Falta de apetito. Náuseas, vómitos. Dolor abdominal recurrente. Fallo de medro, pérdida de peso, estancamiento en el crecimiento, talla corta. Laxitud. Irritabilidad. Apatía. Introversión, tristeza. Distensión abdominal. Estreñimiento.	Náuseas o vómitos. Astenia, fatiga crónica. Estreñimiento. Dolor abdominal. Menarquia retrasada y/o retraso puberal. Irregularidades menstruales o amenorrea. Cefalea. Artralgias. Hábito intestinal irregular. Distensión abdominal.	Diarrea crónica. Dispepsia. Dolor abdominal recidivante posprandial. Pérdida de peso. Síntomas que simulan síndrome de intestino irritable. Vómitos recidivantes sin causa aparente. Estreñimiento. Dolores óseos y articulares o historia de fracturas (ante traumatismos banales). Parestesias, tetania. Infertilidad, abortos recurrentes, amenorrea. Irritabilidad. Astenia, fatiga crónica. Ansiedad, depresión, epilepsia, ataxia. Esteatorrea. Distensión abdominal.

Si con tus resultados y su juicio clínico tu médico considera que es posible que tengas celiaquía, debes acudir a la especialista de digestivo para que siga adelante con las pruebas del protocolo.

En primer lugar, te hará una nueva analítica completa en la que incluirá un valor que define si tienes la predisposición genética a desarrollar la enfermedad celíaca. Esta capacidad viene determinada, entre otras cosas, por una proteína que se encuentra en una de nuestras células inmunológicas. Esta proteína está formada por las cadenas HLA-DQA1 y HLA-DQB1, que conforman el tipaje HLA completo (quédate con este término) que se estudia ante la sospecha de celiaquía, y su resultado se refleja en nuestros informes genéticos. Con ello, el médico puede ver si tienes alguna de las cadenas o haplotipos que están detrás del 99 % de los pacientes con enfermedad celíaca: DQ2.5, DQ8, DQ7.5 o DQ2.2. Es más, si esta prueba está bien hecha y resulta no compatible, sería extremadamente raro que lo tuyo fuera por celiaquía. Con frecuencia, se realiza antes de hacer más pruebas que pueden no ser necesarias si el resultado genético descarta la celiaquía.

Sin embargo, ten en cuenta una cosa: que tengas un HLA compatible con la enfermedad celíaca no quiere decir que seas celíaca. Esta prueba indica si tienes la capacidad de desarrollar la enfermedad, pero no da ninguna información sobre si ya la tienes o la vas a tener en algún momento de la vida (salvo que, como hemos visto, sea negativa). De hecho, solo entre el 3 y el 4 % de las personas con alguno de estos cuatro marcadores acaban siendo celíacas en algún momento de su vida. Por ahora, no sabemos por qué unas personas terminan desarrollando la enfermedad y otras no, por lo que no hay nada que podamos hacer para prevenirlo.

La siguiente prueba consiste en una endoscopia digestiva alta (o gastroscopia) en la que recogen unas muestras del intestino delgado, también llamadas biopsias, e, idealmente, determinan el patrón de linfocitos (un tipo de célula del sistema inmunológico) que hay en esas muestras, que es la prueba más específica y sensible que tenemos actualmente para diagnosticar esta enfermedad.

Por último, la gastroscopia se puede omitir en el caso de los niños que cumplan con una serie de criterios. Si quien crees que puede ser singlutenista es menor, no te extrañe que te digan que con las analíticas de sangre que le han hecho es suficiente para confirmar el diagnóstico.

«Me dicen que lo mío son nervios»

La celiaquía cuenta con una tasa de infradiagnóstico muy elevada, cercana al 70 % en España, que se debe, entre otras cosas, a que no se piensa en ella lo suficiente. Aunque no vamos a negar que los distintos estados de ansiedad, depresión o estrés pueden tener un efecto importante en nuestra salud digestiva, desde luego no todos nuestros achaques intestinales se deben solo a los nervios. Lamentablemente, todavía es muy frecuente que se infravaloren los síntomas de esta manera. De hecho, el retraso diagnóstico alcanza de media los ocho años por motivos como este.

Si te encuentras en esta situación, te recomiendo que solicites una derivación al especialista digestivo o, incluso mejor, que pidas una segunda opinión, si es posible, a un médico especializado en la materia.

Debes saber, además, que existe un diagnóstico, el de síndrome de intestino irritable (ahora englobado en los denominados trastornos de la interacción intestino-cerebro) que, a nosotros, como pacientes, nos resulta como una especie de cajón de sastre en el que nos meten cuando no quieren hacernos más pruebas. Y aunque es cierto que a veces se utiliza de ese modo, es realmente una entidad clínica. Lo único que hay que tener en cuenta es que, para llegar a ese diagnóstico, se debe descartar una serie de causas orgánicas que puedan justificar los síntomas y cumplir una serie de criterios diagnósticos. Cabe destacar que el 36 % de los pacientes que reciben un diagnóstico de enfermedad celíaca en la adultez habían sido diagnosticados previamente de una patología funcional, como el síndrome de intestino irritable o la dispepsia funcional. Lo que quiero decir con esto es que, si el diagnóstico que te han dado te resulta insuficiente y consideras que no te han valorado de la manera adecuada, siempre puedes pedir una segunda opinión.

«Tengo un familiar singlutenista»

En la población indoeuropea, se estima que la celiaquía tiene una tasa de incidencia del 1 %. Esta probabilidad sube al 3 % para los padres, 9 % para los hermanos y 8 % para los hijos de una persona celíaca y alcanza el 17 % cuando, además de contar con un familiar de primer grado diagnosticado, se confirma una predisposición genética para la enfermedad celíaca. Esto deja muy claro que, con la cantidad de celíacos que no saben que lo son, el mejor lugar para empezar a buscar es en la familia. Por eso, si alguno de tus hijos, hermanos o padres es celíaco, necesitas empezar el proceso de cribado.

Idealmente, lo primero que habría que ver es si tienes la capacidad de ser singlutenista: esto es, un inmunólogo debería valorar si tienes alguno de los haplotipos HLA que predisponen a desarrollar celiaquía, ya que, si esto es negativo, con casi total probabilidad se descarta y no necesitas hacer nada más. Si esto es positivo, necesitarás seguir adelante con el protocolo o quedarte en seguimiento, dependiendo de la sospecha clínica de tu inmunólogo. En este último caso, tu seguimiento dependerá del resultado genético que hayas tenido: algunos marcadores se correlacionan con un mayor riesgo a tener celiaquía en algún momento de la vida y, otros, con un riesgo menor. Por ello, la frecuencia de esas revisiones dependerá de tu edad, tu predisposición genética y si tienes o no un déficit de inmunoglobulina A (IgA). En este seguimiento verán cómo están tus niveles de IgA y valorarán la antitransglutaminasa IgA o la IgG si tienes déficit de la primera. Sin embargo, es difícil que en la atención primaria puedas acceder al servicio de predisposición genética, que corresponde a la especializada.

Entonces, en nuestro sistema de salud, el cribado familiar suele iniciarse simplemente con la misma analítica que hemos visto antes: la que se realiza cuando hay una sospecha clínica. Si todo sale bien y no tienes síntomas, tendrías que repetírtela cada dos o tres años o siempre que creas que puedes haber desarrollado la enfermedad, aunque hay discrepancias en cuanto a esta frecuencia y el proceso sería mucho más efectivo y económico para el sistema si sabemos tu predisposición genética. Hay algunas comunidades autónomas en las que el tipaje HLA sí está disponible desde la atención primaria, pero, si no es el caso de la tuya, podrías acceder a esta prueba por la vía privada. En caso de que optes por esta vía, asegúrate de realizarlo con un sanitario que pida al laboratorio el tipaje HLA completo y que esté especializado en su interpretación y en los pasos que debes llevar a cabo en función de los resultados.

Debemos tener en cuenta que, entre los convivientes de una persona singlutenista, es frecuente que haya un consumo de gluten más bajo: es habitual que, por comodidad, las comidas se hagan sin gluten para todos. Aunque el gluten no es imprescindible para la vida, sí que sería necesario asegurar una ingesta de gluten suficiente para que los resultados del despistaje familiar no resulten falseados. Esto se suele traducir, en la mayoría de las familias, en que las comidas comunes son sin gluten para todos para facilitar la logística en casa y cada familiar no celíaco incluye su «ración» de gluten a diario en el desayuno, la media mañana o la merienda, en forma de tostadas o bocadillos. Además, si es tu caso, puedes aprovechar todas las veces que comas fuera de casa para comer algo con gluten, si te apetece. Si no supone un riesgo para el singlutenista de la familia, los demás miembros también pueden aprovechar las comidas principales para acompañarlas con algo de pan con gluten. De esta manera, cuando se haga el seguimiento periódico, podremos quedarnos tranquilas de que los resultados son más fiables.

> Así fue como empezó mi vida singlutenista. A mi hermana, que por aquel entonces tenía cinco años, le diagnosticaron celiaquía. Tenía síntomas muy típicos de la enfermedad celíaca infantil y su pediatra la diagnosticó enseguida. Entonces le dijo a mi padre que tanto sus hermanos como sus padres debíamos hacernos las pruebas para ver si éramos celíacos. Tuvimos mucha suerte de que ese médico fuera consciente, ya entonces, de la importancia del despistaje familiar.
> Yo acudí a mi médica de atención primaria, le expliqué la situación y ella asintió. Me preguntó si estaba consumiendo gluten (otra cosa que se hizo muy bien) y si tenía algún síntoma. Le dije que comía gluten a diario con normalidad y que yo no notaba ningún malestar. Salí de su consulta tranquila y con la petición de una analítica de sangre que me hice unos días después.
> Cuando acudí a por los resultados, la doctora se extrañó mucho de que, teniendo los anticuerpos antitransglutaminasa IgA tan elevados y una anemia ferropénica tan importante, yo me encontrara bien. Pocos meses después, llegué a mi médica de digestivo, que completó el diagnóstico con otra analítica y la gastroscopia con biopsias. Los resultados no dejaban lugar a dudas: era celíaca.
> Cuando llevaba dos semanas en dieta sin gluten y con la suplementación que me pautó mi médica, descubrí que habían desaparecido el cansancio, el mal humor y la tendencia al estreñimiento que tenía. Y es que yo había normalizado completamente una serie de síntomas que escondían, en realidad, mi celiaquía. Si no fuera por el cribado familiar, no sabemos cuánto hubiera tardado en darme cuenta y las consecuencias que esto tendría en mi salud hoy en día.

«Tengo una patología autoinmune»

Si el mejor lugar para empezar a buscar celíacos no diagnosticados es por los familiares de aquellos que sí lo están, el siguiente es por aquellos pacientes que tienen una serie de enfermedades que se consideran grupo de riesgo de la enfermedad celíaca. En estas personas, hay una incidencia mayor que entre la población general, por lo que, si es tu caso, es posible que te convenga llevar a cabo las mismas acciones que si tuvieras un familiar singlutenista: accede al cribado poblacional.

Los grupos de riesgo varían ligeramente según el protocolo vigente y las guías más recientes, pero aquí tienes una relación de aquellas enfermedades o situaciones clínicas de las que deberíamos estar pendientes:

Enfermedades autoinmunes y otras inmunopatías	Trastornos neurológicos y psiquiátricos	Otras asociaciones
Diabetes mellitus tipo I. Tiroiditis autoinmune. Déficit selectivo de IgA. Enfermedad inflamatoria intestinal. Síndrome de Sjögren. Lupus eritematoso sistémico. Enfermedad de Addison. Nefropatía por IgA. Hepatitis crónica autoinmune. Cirrosis biliar primaria. Artritis reumatoide. Psoriasis, vitíligo y alopecia areata.	Encefalopatía progresiva. Síndromes cerebelosos. Demencia con atrofia cerebral. Leucoencefalopatía. Epilepsia con calcificaciones. Esquizofrenia. Neuropatía periférica o ataxia.	Síndrome de Down (12 %). Síndrome de Williams. Síndrome de Turner. Fibrosis quística. Enfermedad de Hartnup. Cistinuria. Colitis microscópica. Cardiomiopatía. Fibromialgia.

«Por fin tengo un diagnóstico»

Ahora sí: ¡bienvenida! Ya te imaginarás que lo mejor sería que no tuvieras nada, pero, ya que estamos aquí, vamos a ver qué es lo primero que tienes que saber:

1. El manejo de las patologías relacionadas con el gluten requiere una dieta estricta sin gluten de por vida, sin transgresiones y sin excepciones y esto también pasa por evitar las trazas de gluten.
2. No existe ninguna pastilla, fármaco o suplemento que te permita saltarte la dieta o consumir trazas sin asumir unos riesgos importantes a medio y largo plazo para tu salud y por supuesto tampoco hay ninguna cura para las singlutenistas (¡por ahora!).
3. Aunque existe la avena certificada sin gluten, en el momento del diagnóstico hay que retirarla de la dieta y no reintroducirla hasta que tengas una remisión clínica completa y tu médica y tu dietista te indiquen cómo hacerlo.
4. Ahora, eres población diana para la vacuna de la gripe cada año y para la del neumococo (VNP23) una vez.
5. Tus familiares de primer grado (progenitores, hermanos y descendencia) son grupo de riesgo de la enfermedad celíaca, por lo que tienes que informarles de ello para que puedan iniciar su cribado.
6. A partir de ahora, debes llevar un seguimiento clínico y dietético de por vida.

Es muy probable que tu médico no dedique tiempo en la consulta para explicarte cómo debes hacer la dieta sin gluten y esto, aunque te extrañe y hasta te indigne, tiene mucho sentido: teniendo en cuenta que el único manejo posible de la enfermedad celíaca es la dieta sin gluten, es competencia de las dietistas y las nutricionistas realizar esta educación nutricional. Además, quien te asesore debería estar especializada en las patologías relacionadas con el gluten, ya que, como pasa con las especialidades médicas, es necesario conocer los pormenores de estas patologías y su dietoterapia para realizar correctamente tanto la educación como el seguimiento.

«Si soy celíaca, ¿qué pasa cuando como gluten?»

Cuando una persona celíaca come gluten, su cuerpo lo identifica como un patógeno del que se tiene que defender. En esa defensa, genera una inflamación intestinal que tiene como consecuencia el daño de las paredes del intestino delgado. Esto produce, a su vez, dos cosas: por un lado, dificulta la absorción de nutrientes y, por el otro, la reparación de este tejido de manera reiterada podría favorecer, en algunos casos, que se produzcan enfermedades malignas del intestino delgado, como el linfoma.

Asimismo, dado que esa «defensa» la lleva a cabo el sistema inmunológico, consumir gluten si eres celíaco supone una sobreestimulación de este sistema, lo cual puede favorecer que se desarrollen otras enfermedades autoinmunes cuyo manejo sea, si cabe, más complejo que el de la celiaquía.

Lo más curioso de todo esto es que no siempre que ingieras gluten vas a tener síntomas reconocibles y, sin embargo, el resto de las consecuencias siempre van a estar ahí.

«Me han dicho que por un día o un poquito no pasa nada, ¿es verdad?»

No. Al ingerir gluten, puedes tener síntomas o no, pero la reacción autoinmune se va a dar en todos los casos. Además, esta respuesta se presenta, en general, independientemente de la cantidad de gluten que ingieras. Digo «en general» porque sí hay consenso sobre unas cantidades diarias máximas que la mayoría de los singlutenistas toleran: entre 10 y 50 mg de gluten al día. Esta cantidad es ínfima: unas pocas migas de pan ya tienen más que eso. Hablaremos más de ello cuando nos centremos en el etiquetado. Por lo pronto, a ti te toca hacer todo lo que esté en tu mano para evitar cualquier ingesta de gluten.

«¿Existen pastillas que me permitan evitar la dieta sin gluten?»

Aunque ya se comercializan unas enzimas en forma de pastillas que digieren el gluten, no se ha probado que sean útiles para los singlutenistas, ya que no tenemos garantías de que eviten la reacción autoinmune que se produce en nuestro caso. Es importante que conozcas esto porque no solo las verás en el mercado, sino que, para colmo, probablemente te encuentres en tu camino con singlutenistas que las toman pensando que sí son eficaces y esto te haga dudar. Una de las líneas de investigación actuales está orientada a paliar las consecuencias de la ingesta de pequeñas cantidades de gluten, pero todavía no tenemos nada eficaz.

El mayor riesgo de estas pastillas es que, si no estamos bien informados, podemos pensar que nos protegen del consumo de pequeñas cantidades de gluten y pueden darnos una falsa sensación de seguridad: nos harían asumir unos riesgos a la hora de decidir si comer algo o no que, sin pastilla, no asumiríamos.

«Si tengo sensibilidad al gluten, ¿qué cuidados necesito llevar?»

Hay mucho desconocimiento todavía sobre la sensibilidad al gluten o al trigo no celíaca:

- De entrada, no está claro si el desencadenante de los síntomas es el gluten o son otras partes del trigo.
- No sabemos si las personas con sensibilidad lo son para toda la vida o en algún momento lo superarán.
- Tampoco tenemos garantías de que puedan tolerar trazas o comidas con «mucho» gluten de vez en cuando sin que esto suponga unos riesgos importantes a medio y largo plazo para su salud.

Además, la sensibilidad al gluten o al trigo no celíaca no tiene una prueba para diagnosticarla y, por tanto, se hace por descarte. Para ello, primero se comprueba que no seas celíaca, no tengas alergia al trigo ni ninguna patología (generalmente, digestiva) que explique tu cuadro clínico. Después, se retira el gluten de modo estricto de tu dieta y se lleva a cabo un protocolo de provocación con gluten. En función de la respuesta a esta variación, se establece el diagnóstico. En la práctica, es fácil que no se descarte la celiaquía de manera correcta, por lo que muchas personas con este diagnóstico es posible que sean celíacas y necesiten, indudablemente, una dieta estricta sin gluten.

Con todo ello, la postura actual se sitúa del lado de la seguridad: las personas con sensibilidad necesitan una dieta estricta sin gluten como las celíacas, al menos, hasta que tengamos más datos al respecto. Muchos profesionales del sector consideramos que sería arriesgado recomendarles unas medidas más laxas sin conocer las consecuencias que esto puede tener para su salud el día de mañana (y eso si tenemos la suerte de que el diagnóstico se ha hecho correctamente) o, peor aún, sin tener la garantía de que no son celíacos.

Más allá de esta postura, si tienes dudas al respecto de tu caso concreto, sería ideal que pidieras asesoramiento individualizado a profesionales actualizados y especialistas en la materia.

«Me han dicho que solo soy intolerante al gluten, ¿es correcto?»

Las intolerancias se producen ante los azúcares presentes en los alimentos. Como el gluten es un conjunto de proteínas, no es posible tener intolerancia a él, de la misma manera que no es posible tener intolerancia a un alimento. Si el tuyo es cualquiera de estos diagnósticos, te recomiendo que pidas una segunda opinión especializada que te ayude a esclarecer lo que puede estar pasando en tu caso.

Aparte del uso adecuado de la terminología, lo más importante de tener tu diagnóstico claro es, sobre todo, que te permite llevar el cuidado que necesitas. Además, en nuestro contexto, hablar de «intolerancia al gluten» tiene un efecto directo sobre nuestra dieta: con ello, se suele entender que no necesitas una dieta estricta sin gluten, por lo que los cuidados con tu comida pueden ser más laxos. Esto supone un riesgo muy grande para los singlutenistas. Lo veremos en detalle cuando hablemos de comer fuera de casa.

«¿En qué consisten las primeras revisiones tras el diagnóstico?»

Antes que nada, tengo que contarte la realidad de las revisiones: como veíamos, el manejo es puramente dietético y todas las guías más recientes recomiendan que el seguimiento de los singlutenistas se haga de manera coordinada entre el médico especialista digestivo y la dietista o nutricionista especializada. Sin embargo, por ahora, la figura asistencial del dietista no está implementada de manera amplia en nuestro sistema de salud. Algunas comunidades autónomas, como Cataluña, ya están incluyendo a estos profesionales sanitarios, pero, de nuevo, no se garantiza que quien te toque esté especializado en los pormenores de la dieta sin gluten. Por ahora, mal que nos pese, no nos queda otra que recurrir al servicio dietético por la vía privada. Y, eso sí, deberías poder acceder a un seguimiento con tu médica de digestivo por la pública, con quien realizarías las analíticas y otras pruebas complementarias que puedan hacer falta en tu caso. Lo ideal es que pudieras combinar y coordinar ambas cosas para que todo vaya lo mejor posible.

Entonces, una vez recibido el diagnóstico, el primer asesoramiento que necesitas es dietético: en él, tu dietista verá cuál es tu estado nutricional, cómo es tu estilo de alimentación actual y cuáles son tus circunstancias vitales (situación familiar, laboral y económica, logística alimentaria, antecedentes importantes...). Con todo ello, trazará contigo un plan de acción que incluya, por una parte, favorecer tu mejora clínica y, por otra, ayudarte a adquirir todas las habilidades que necesitas para llevar la dieta sin gluten con éxito y placer.

Si en tu caso no es posible acceder a este servicio, lo más habitual es que te toque adquirir estas habilidades por tu cuenta y para ello espero que te sea de gran utilidad no solo este libro, sino el resto de mi trabajo de divulgación a través de las redes sociales y mi página web. También puedes contactar con la asociación de celíacos de tu comunidad autónoma para conocer su trabajo y cómo pueden apoyarte en este proceso.

Entre tres y seis meses después de iniciar la dieta sin gluten, deberías tener tu primer seguimiento clínico en el que ver con tu dietista y tu médico digestivo qué tal estás haciendo la dieta sin gluten y cómo respondes a ella. En realidad, este seguimiento inicial forma parte del diagnóstico, ya que se evalúa tu respuesta a la dieta sin gluten. Para ello, te hacen una analítica que incluye una valoración nutricional muy exhaustiva y, de nuevo, la determinación de anticuerpos. Si todo va bien, este valor tendría que haber empezado a bajar respecto a tu diagnóstico.

Importante: tu seguimiento no debe limitarse al número que arrojen los anticuerpos antitransglutaminasa IgA. Además de que tu calidad de vida y tu respuesta a la dieta sin gluten van mucho más allá de ese valor, existen distintas técnicas para analizarlos y rangos de normalidad diferentes según cada laboratorio. Esto hace que, a veces, nos asustemos porque el resultado es más alto del esperado y, sencillamente, las unidades de medida o las técnicas han cambiado. Lo ideal sería que, salvo alguna causa de fuerza mayor, siempre te hicieras la analítica en el mismo centro, para que tu médico y tu dietista puedan ver la evolución de los marcadores. De esta manera, se minimizan los riesgos de que cambie la técnica, las unidades o los valores de referencia.

Es un parámetro muy importante y necesario para el diagnóstico, pero no es tan sensible a la hora de hacer el seguimiento. A pesar de ello, lo miramos siempre porque, en combinación con el resto de las herramientas que se usan en el seguimiento, nos ayuda a ver qué tal vamos.

Aparte de esta analítica de sangre, es posible que en este momento (o, incluso, en el diagnóstico) te quieran hacer una densitometría ósea de la columna lumbar y la cadera. Esto se pide en algunos pacientes en los que haya un riesgo de que, por la malabsorción que han sufrido hasta el diagnóstico, se haya visto afectada la densidad ósea. Si es tu caso, te la repetirán cada dos años para ver cómo evolucionas.

Por último, según lo que hayan visto en tu diagnóstico y en la evolución de tus síntomas, es posible que te soliciten pruebas complementarias ya que, además de singlutenista, eres una persona y te pueden acontecer otras cosas (relacionadas o no con este diagnóstico).

«¿QUÉ SEGUIMIENTO NECESITO?»

Durante toda tu vida singlutenista, necesitas un seguimiento clínico y dietético en el que se valoran diferentes aspectos:

1. Si haces la dieta sin gluten de manera estricta: para esto, hace falta desplegar una serie de herramientas guiadas por tu dietista.
2. Cómo es tu patrón de alimentación en general: no solo es muy importante para asegurarte de que no tengas déficits nutricionales, sino que, además, tu remisión clínica está íntimamente relacionada con ello.
3. Cómo te encuentras, es decir, cuál es tu situación clínica y nutricional: mediante una valoración analítica y de síntomas, se puede ver si te encuentras bien o hay algo que requiere tu atención.
4. Qué tal es tu calidad de vida viviendo sin gluten: según tu contexto y tus necesidades, es posible que, por momentos, lo de llevar la dieta estricta sin gluten se te haga bola y este es el momento de buscar la mejor manera de llevarla a cabo.
5. Si tienes dudas o inquietudes respecto a tu vida singlutenista: la vida va cambiando a lo largo de los años y es posible que, en los distintos momentos de tus revisiones, sucedan cosas que necesites aprender a manejar con el filtro singlutenista. El seguimiento también va de ayudarte a gestionar estas situaciones y a adquirir las nuevas competencias que necesitas durante toda tu vida singlutenista.

Te corresponde hacer este seguimiento una vez al año, empezando a contar desde el momento en que se compruebe tu remisión clínica, o antes si lo necesitas por cualquier motivo. Hay situaciones, incluso, en las que se puede estirar este seguimiento hasta los dos años.

De nuevo, lo ideal es que todo esto lo pudieras hacer con un equipo especializado en la materia y con profesionales, principalmente, de la dietética y de la medicina digestiva. Dependiendo de tu situación, es posible que necesites del asesoramiento de otros profesionales sanitarios como:

- Psicólogas: tu dietista puede ayudarte a desarrollar las habilidades necesarias para manejarte con la vida singlutenista, pero si las dificultades tienen más que ver con la gestión emocional, las habilidades sociales u otras cuestiones de la conducta (por ejemplo, si de vez en cuando comes gluten a pesar de que conoces los riesgos de ello y esto te genera culpabilidad), tu profesional sanitaria de referencia es la psicóloga.
- Fisioterapeutas y entrenadores: si has desarrollado una osteopenia o una osteoporosis a causa de un diagnóstico tardío, la actividad física es clave para favorecer la recuperación de masa ósea.
- Odontólogos: los daños en el esmalte dental pueden estar detrás de una celiaquía sin diagnosticar. Si ha sido tu caso hasta el momento del diagnóstico, es posible que necesites un seguimiento con tu dentista para asegurarte de que tu salud bucodental vuelve a la normalidad.
- Ginecólogos y urólogas: parte de las consecuencias de un diagnóstico tardío pueden tener relación con la salud reproductiva. Es posible que hayas tenido problemas de fertilidad, abortos de repetición o una menopausia precoz, para lo cual te puede venir bien el asesoramiento del médico correspondiente para que te guíe sobre tu pronóstico y manejo.
- Dermatólogos: si tienes dermatitis herpetiforme, necesitas que te lleve este especialista. Además, hay otras enfermedades de la piel que pueden estar asociadas a la enfermedad celíaca, como la psoriasis, la alopecia areata o la piel atópica.

- Endocrinólogas: las patologías tiroideas y la diabetes mellitus tipo 1 se presentan con más frecuencia en las personas celíacas que en la población general. Si es tu caso, llevarás un control de estas enfermedades en el servicio de endocrinología.

En nuestro contexto actual, lo habitual es que el seguimiento de los singlutenistas se limite, en el mejor de los casos, a una analítica de sangre al año en atención primaria o en el especialista de digestivo. Sin embargo, ahora que sabes los pormenores de la atención que deberíamos recibir todos los singlutenistas, puedes, si está en tu mano, estar pendiente de ello y, por supuesto, contribuir a reivindicar nuestro derecho a un seguimiento adecuado de nuestra patología.

Por último, hay algunos pacientes a los que se recomienda realizar una gastroscopia de control. Por lo general, se lleva a cabo cuando el diagnóstico ha sido posterior a, aproximadamente, los treinta años y el daño intestinal tenía atrofia. También puede pedirse cuando no hay una mejoría clara con la dieta sin gluten o si hay una recaída.

«No he tenido un seguimiento hasta ahora, ¿cómo empiezo?»

Como decíamos, lo ideal es que el seguimiento se lleve de manera coordinada entre una médica digestiva y un dietista o nutricionista especializado en la materia, pero, como hemos visto, este tándem generalmente no está disponible a través de la sanidad pública. En el mejor de los casos, puedes llegar al digestivo a través de una derivación de tu médico de atención primaria. Sin embargo, es posible que no te quiera derivar y que se limite a hacerte una analítica o, peor, ni eso.

Cuando me mudé a Madrid, fui a mi médica de atención primaria a pedirle que, como celíaca que soy, me derivara al especialista digestivo para llevar mi seguimiento y le conté que esto era lo que hacía en Valencia desde el diagnóstico. Ella me dijo que en la Comunidad de Madrid esto no se hacía así y que, si quería, me hacía ella el seguimiento. Aunque le tuve que pedir yo qué era lo que necesitaba que me valorara, me hizo la analítica correspondiente y todo salió bien durante un par de años.

Mis analíticas salían tan bien y yo estaba tan sana que ella sospechaba que no fuera celíaca: me decía que era frecuente que los celíacos, incluso en dieta sin gluten, tuviéramos los anticuerpos ligeramente elevados cuando los míos eran indetectables. Por suerte, yo, que estaba bien informada, no dudé de mi diagnóstico y le conté que esto era solo muestra de que hago muy bien la dieta sin gluten (aunque, como ya hemos visto, no es tan sensible en el seguimiento).

En mi tercera revisión, se evidenciaron algunos déficits nutricionales que dejaron a mi doctora patidifusa: no entendía de dónde me venían. Ahí fue cuando recuperé mi argumento inicial de que necesitaba un seguimiento con un especialista digestivo que supiera, más allá de pautarme una suplementación para remontar el déficit, de dónde podía venir. De este modo, finalmente, mi médico de atención primaria me derivó al digestivo y, desde entonces, hago las revisiones con él.

Pasaron varios años hasta que fui consciente de que siempre me faltó esa segunda figura de la dietista especializada en la que luego me convertí.

«NO TERMINO DE MEJORAR»

En la inmensa mayoría de los casos, con la dieta sin gluten, los singlutenistas mejoramos de todos nuestros síntomas y signos y recuperamos la salud. Sin embargo, hay situaciones en las que el proceso es un poco más complicado por distintos motivos:

1. Es posible que el diagnóstico sea erróneo.
2. Puede haber errores en la dieta sin gluten o en tu patrón de alimentación que te impidan mejorar todo lo rápido y bien que nos gustaría.
3. Puedes tener secuelas de un diagnóstico tardío, reversibles o no, según el caso: osteoporosis, menopausia precoz, talla baja, etc.
4. Tienes otras patologías que puedan explicar tus síntomas.
5. Eres una persona que responde de manera lenta a la dieta sin gluten o incluso presenta hipersensibilidad a cantidades de gluten más pequeñas que la mayoría de los singlutenistas toleran.
6. Tienes una enfermedad celíaca refractaria.

Todo esto se detecta en las primeras sesiones de seguimiento singlutenista y, si es tu caso, necesitas tenerlas con mayor frecuencia, cada tres o seis meses, en función de tus síntomas, las pruebas y las intervenciones que te tengan que hacer.

Como veíamos, la respuesta a la dieta sin gluten es parte del diagnóstico. Si en las primeras revisiones no hay ninguna respuesta, una de las cosas que toca revisar es si el diagnóstico fue el adecuado: es decir, si el manejo de una patología relacionada con el gluten es la dieta estricta sin gluten y con esto no se mejora, ¿será que se han equivocado con tu diagnóstico? Aunque parezca mentira, esto pasa y no está de más revisarlo todo. Hay varios puntos en los que puede haberse cometido algún error y, antes de dar los siguientes pasos, conviene comprobar que, efectivamente y ante todo, necesitas una dieta sin gluten para mejorar.

Para tu tranquilidad, te diré que, la inmensa mayoría de las veces y una vez confirmado el diagnóstico, la persistencia de los síntomas se debe a una falta de adherencia a la dieta sin gluten. Es el caso de hasta el 30 % de los pacientes más implicados, pero incluso más si la consciencia del problema es menor. Esto es una noticia excelente porque, con el asesoramiento adecuado, tienes muchísimas probabilidades de mejorar. Además, llevar una alimentación nutritiva, suficiente y con la que también disfrutes tendrá un papel fundamental en tu mejoría. Para que te hagas una idea, piensa que tu cuerpo necesita las suficientes herramientas de la mejor calidad para llevar a cabo sus funciones, entre las que se encuentran devolverte la salud tras un tiempo más flojo. Si la alimentación y, por supuesto, el estilo de vida en general (gestión del estrés, descanso, actividad física, etc.) no se lo ponen fácil, puede que le cueste mucho más volver a la normalidad.

Como sabes, puedes tener síntomas que se deban a otras causas distintas de tu patología singlutenista. Si se descartan transgresiones en la dieta y tu estilo de vida es el adecuado, es el momento de indagar qué otras cosas pueden estar pasándote. Dependiendo de si tus síntomas son digestivos o no, debe valorarte la médica de una especialidad o de otra. Y, por su parte, tu nutricionista tiene cierto margen de maniobra para ayudarte con la gestión de tu malestar.

Resuelto todo esto, entramos en esa área de las singlutenistas respondedoras lentas y los hipersensibles. Siempre hablamos de que no hay grados de celiaquía y, con la información que tenemos hoy en día, esta sigue siendo la postura oficial, en especial si tenemos en cuenta que no existen marcadores o pruebas que hayan probado detectar a los singlutenistas que puedan necesitar unos cuidados añadidos. Sin embargo, en la práctica clínica sí que observamos que hay personas que no mejoran a pesar de que la dieta sin gluten se hace de forma estricta y nutritiva y que, o bien necesitan más tiempo, o bien necesitan un abordaje dietético especial. Esta pauta debe ser valorada por el equipo interdisciplinar especializado, tanto por la necesidad de llevarla a cabo como por la viabilidad en el caso de cada paciente. Además, requiere de un acompañamiento dietético muy estrecho para favorecer la adherencia y prevenir déficits nutricionales y, probablemente, también del asesoramiento psicológico por las restricciones alimentarias y sociales que acarrea. Por último, aunque el planteamiento inicial es que se realice esta intervención durante 6 meses, es posible que no sea suficiente y requiera de hasta un año. Si este es tu caso, hay que repetirte la gastroscopia para ver mejor qué tal evoluciona tu daño intestinal, antes y después de la intervención dietética. Te alegrará saber que esta situación es poco frecuente y que hay varias líneas de investigación que están trabajando de manera especial en esta área para favorecer la mejora de la calidad de vida de los singlutenistas que se encuentren en esta circunstancia.

En última instancia, nos planteamos si hay verdaderamente una falta de respuesta a la dieta sin gluten y esto es lo que conocemos como enfermedad celíaca refractaria. Esto se valora con una nueva gastroscopia específica. He de decirte que es una complicación muy rara de la enfermedad celíaca y que, de hecho, es muy probable que haya un sobrediagnóstico de estos pacientes porque, por lo general, no se cuenta con el equipo adecuado para realizar todos los pasos anteriores. Nos lo encontramos con más frecuencia en el caso de personas mayores con un retraso diagnóstico muy importante y un estado clínico muy malo en el momento de detectar la celiaquía. Esta situación requiere del tratamiento con inmunosupresores y, según del tipo que sea, tiene un pronóstico mejor o peor. En todo caso, la dieta sin gluten sigue siendo necesaria.

Esther es una singlutenista diagnosticada a los veintisiete años con atrofia intestinal. Empezó a hacer la dieta sin gluten con la información que consiguió, pero hasta que no le hicieron una gastroscopia de control en la que se vio que seguía teniendo atrofia intestinal, no descubrió que se le estaban escapando muchas cosas de la dieta sin gluten. Entonces, comenzó a ser mucho más estricta con la dieta y su nivel de anticuerpos mejoró. Varios años después volvió a tener muchos síntomas y en la nueva gastroscopia se vio que seguía con atrofia intestinal, a pesar de que sus anticuerpos ya eran negativos. Sus cuidados con la dieta sin gluten en este momento le hicieron no fiarse de comer nada que no indicara expresamente que era sin gluten. Vivía con miedo constante a contaminarse con gluten, incluso en su casa, y ni hablemos de lo que suponía para ella comer fuera.

Cuando llegó a mi consulta, tenía muchos síntomas digestivos, no se sentía bien con cómo iba al baño y no disfrutaba nada con la comida. Revisamos de manera pormenorizada si se le podía estar pasando algo: su lectura del etiquetado era impecable, tenía presente hasta el último ingrediente que pudiera contener gluten, por miedo a contaminarse no compartía mesa y fuera de casa solo comía en restaurantes validados por las asociaciones de celíacos. Además, revisamos cómo gestionaban el almacenamiento de la comida en su cocina y el momento del cocinado. No parecía que el gluten fuera un problema y las pruebas de detección de gluten en orina y en heces nos terminaron de confirmar que ella no estaba comiendo gluten de manera inadvertida.

Sin embargo, cuando empezamos a analizar su patrón de alimentación general, observamos algo que marcó la diferencia: Esther comía principalmente productos procesados. En su alimentación, fruto de la necesidad de buscarle el «sin gluten» a todo, había una carencia importante de verduras, frutas, legumbres, huevos, carne, pescado y cereales sin gluten que la nutrieran bien. Aunque, de manera paralela y de mano de su médico aprovechamos para descartar otras patologías que pudieran explicar sus síntomas, nosotras nos centramos en favorecer una alimentación más nutritiva para ella.

En su educación nutricional, abordamos las herramientas que le pudieran facilitar la logística alimentaria, vimos cómo combinar distintos grupos de alimentos, descubrimos recetas e ideas de comidas prácticas y sencillas que disfrutara y surtimos su despensa y su congelador de una serie de recursos que le facilitaran comer rico y nutritivo cuando escaseaban las fuerzas y la imaginación. Cuatro meses después, no solo las diarreas habían desaparecido y se encontraba perfectamente, sino que además se sentía mucho más animada y empoderada. Esther me contó que no era consciente de cuánto podía influir una alimentación más nutritiva en sus sensaciones generales y en su recuperación singlutenista. Además, sentirse con más confianza y energía le ayudaba a ser constante con el ejercicio, se sentía más fuerte y descansaba mejor.

Aunque todavía no hemos visto los resultados del abordaje dietético en su gastroscopia, su estado de salud también se mide en los hábitos que ha podido implementar y en la tranquilidad que ha ganado en torno a su alimentación.

«¿Cómo puedo saber si he comido gluten?»

Por un lado, no siempre que comas gluten vas a tener síntomas y, por otro, no todos tus síntomas se van a deber a una ingesta de gluten (porque, además de singlutenista, eres una persona a la que le pueden pasar otras cosas). Esto hace que guiarnos por los síntomas que tenemos o dejamos de tener sea muy poco seguro: no somos radares de gluten.

Existe un sistema objetivo que permite detectar si se ha ingerido más de 50 mg de gluten: las pruebas de detección de péptidos inmunogénicos del gluten, que se realizan en orina o en heces. Están disponibles tanto en el ámbito hospitalario (aunque no en todos los centros) como en kits domésticos y es una de las herramientas que se utilizan en las consultas especializadas para evaluar la adherencia a la dieta sin gluten.

Sin embargo, tienen limitaciones importantes dependiendo de la cantidad de gluten ingerida, de cómo la persona lo digiera y de la calidad de la muestra. Por ello, su uso se realiza de manera estratégica y guiada, en combinación con otras herramientas complementarias.

Además, es muy importante saber cómo no usar estas pruebas: no están pensadas para determinar si una comida o un restaurante es seguro siempre. Es decir, no deberías comer en un restaurante sin tomar las medidas de precaución adecuadas (y que veremos más adelante), hacerte la prueba para comprobar si has comido gluten o no y sacar conclusiones de la idoneidad del local con base en ello. Como pasaba con las enzimas, con este uso, muy probablemente asumirías unos riesgos que, de no tener la prueba, no asumirías.

«HE COMIDO GLUTEN POR ACCIDENTE, ¿QUÉ HAGO AHORA?»

Si tienes alergia al trigo, dependiendo de tu caso, esto puede suponer un riesgo grave e inmediato para tu salud. Consulta a tu alergóloga cuáles son los riesgos para ti y cómo debes manejarlo.

En el caso de que seas celíaca o sensible, con todos los riesgos que esto supone, al menos, tenemos la suerte de que no tenemos una reacción alérgica y, por lo tanto, nuestra vida no corre peligro inmediato. En el momento y durante las horas y días posteriores a la ingesta de gluten, lo único que podrás hacer será manejar los síntomas que aparezcan como lo harías independientemente del gluten. Por ejemplo:

- Si te duele mucho la cabeza, procura descansar, utilizar tus herramientas habituales de manejo del estrés y consulta a tu médico por el fármaco adecuado para tus jaquecas.
- Si tienes muchos vómitos o diarrea, lleva una dieta de protección gástrica durante unos días (si tienes dudas de cómo hacerla de la manera más adecuada para ti, pide asesoramiento dietético) y toma suero oral de farmacia para no deshidratarte. Si ves que el episodio no cesa o que te encuentras muy mal, acude al médico para que te estabilicen.
- Si tienes mucho dolor abdominal o gases, acuéstate sobre tu lado izquierdo con una bolsita de agua o semillas caliente en la tripa, toma infusiones que te alivien y pregunta en tu farmacia por algún fármaco o suplemento para los gases.

Algunas personas optan por tomar probióticos ante una contaminación por gluten. Esto puede tener sentido para complementar el manejo de los síntomas o los efectos de estar varios días con mucha diarrea o estreñimiento. Sin embargo, los probióticos no tienen un efecto sobre la integridad de la mucosa intestinal ni están orientados a reparar estos tejidos. Además, no todos los probióticos tienen la misma efectividad ni están indicados para lo mismo, por lo que será importante que, en caso de plantearte tomarlos, lo hagas de forma asesorada por tu médico o tu dietista.

Más allá del manejo de los síntomas, lo mejor que puedes hacer es detectar dónde ha estado el error para sacar el aprendizaje necesario de ello. Lo más importante es que sigas adelante con tu dieta estricta y puedas prevenirlo en el futuro.

«He vuelto a empeorar»

Las cosas que nos planteamos cuando todo iba bien y tenemos una recaída van por una línea muy similar a la de la falta de respuesta. Sin embargo, las recaídas se deben, con mucha frecuencia, a que nos hemos «acomodado» con la dieta sin gluten y somos más laxos a la hora de seguirla. Esto es muy frecuente entre los singlutenistas veteranos, que llevan muchos años diagnosticados y consideran que ya lo saben todo sobre la dieta. Y es cierto que la experiencia es un grado, pero entra en juego otro factor fundamental: cómo de bien se haga la dieta sin gluten depende de la información que hayas tenido a tu disposición en el momento del diagnóstico y lo actualizada que te hayas mantenido desde entonces. El mundo singlutenista evoluciona en lo relacionado al etiquetado, la oferta de productos y la restauración, y es posible que, con tus conocimientos «antiguos», tomes decisiones que no concuerden con la situación actual.

Aquí, de nuevo, se hace necesario repasar tus conocimientos y habilidades para la vida singlutenista y asegurarte no solo de que estás a la última, sino de que, sin entrar en la hipervigilancia, sigues atenta a cómo lo llevas todo.

También es posible que hayas desarrollado otras patologías, relacionadas o no con tu diagnóstico de singlutenista. Si te acuerdas, hay varias enfermedades que son grupo de riesgo de la enfermedad celíaca, y viceversa. Esto quiere decir que, como singlutenista, tienes más papeletas de tener otras enfermedades y el seguimiento de por vida está para detectarlas precozmente. Como veíamos, estas revisiones se hacen cada año, pero, si te encuentras mal antes de tu próxima cita, por supuesto, procura adelantarla para que te puedas quedar tranquilo.

«¿Puedo desarrollar otra enfermedad autoinmune?»

En las enfermedades autoinmunes, no se sabe por qué, el sistema inmunológico se rebela contra el propio organismo. Se ha visto que hay una mayor incidencia de estas patologías entre las personas que ya tienen una detectada, como la enfermedad celíaca. Es decir, si tienes una de estas enfermedades, tienes más «papeletas» para tener otra. Aunque no tenemos garantías de cómo prevenir ninguna de ellas, un buen control y un estado general de salud es muy probable que funcionen como factores protectores. Como veíamos antes, uno de los efectos de comer gluten si eres celíaca es que se sobreestimula el sistema inmunológico y a nuestras defensas conviene tenerlas tranquilas para que, cuando haya una amenaza real, puedan funcionar adecuadamente y para prevenir que se pongan en guerra cuando no toca.

«Ya estoy comiendo sin gluten, pero no tengo un diagnóstico»

Al principio, hablábamos de que es fundamental que no retires ni reduzcas el gluten de tu dieta para que se te pueda confirmar o descartar la posibilidad de celiaquía con la mayor seguridad. Sin embargo, es posible que, en tu caso, ya lleguemos tarde y nos encontremos en esta situación de lo que yo llamo «el limbo diagnóstico».

Ante todo, me gustaría transmitirte los riesgos de estar en este limbo que puede que se apliquen o no a tu caso:

1. Por lo general, cuando una persona no tiene un diagnóstico y reduce el gluten de su dieta porque siente que le hace daño, no lo hace de manera estricta, sino que sigue consumiendo trazas de gluten o comidas con «mucho» gluten de vez en cuando. Si este es tu caso y tienes una patología relacionada con el gluten que desconoces, esto supone un riesgo muy alto para tu salud a medio y largo plazo: podrías desarrollar las mismas complicaciones que un singlutenista diagnosticado que no hiciera bien la dieta sin gluten.
2. Al disminuir el gluten de la dieta, no solo retiras el gluten, sino también otras partes de los cereales con gluten y, con mucha frecuencia, productos derivados de ellos que puedan sentarte mal por otros motivos. De este modo, el gluten no era el problema ni evitarlo te hace mejorar. Es más: puede que tu alimentación cambie de una con una presencia muy alta de productos procesados a otra más basada en materias primas y esto sea lo que te haga mejorar, no la presencia o ausencia de gluten.
3. Cuando te quedas en este limbo, dejas de buscar causas a tu malestar y es posible que se queden sin diagnosticar otras patologías que requieran de un manejo distinto a la dieta sin gluten. Esto, a largo plazo, puede mermar tu calidad de vida y empeorar la evolución de lo que sea que te pase.
4. Es cierto que el gluten no es imprescindible para la vida y los singlutenistas somos buena prueba de ello. Sin embargo, las restricciones alimentarias pueden derivar en déficits

nutricionales si el nuevo patrón de alimentación no está bien diseñado, problemas de la conducta alimentaria y fobias. Si este riesgo lo estamos asumiendo de manera innecesaria, quizá convenga revisarlo.

Entonces, si estás en esta situación, te invito a que pidas asesoramiento personalizado para estudiar tu caso y ver cuál es la mejor vía para ti.

En general, puedo decirte que, ante la necesidad de buscar un diagnóstico, tenemos una herramienta a nuestro alcance que, en este momento, puede ayudarnos a tomar una decisión: la determinación genética HLA-DQA1 y DQB1, la misma que usábamos para los familiares, ¿recuerdas? Esta prueba no se ve alterada si estamos comiendo gluten o no, de tal manera que puedes comprobar si tienes predisposición genética a desarrollar enfermedad celíaca:

- Existe un 30 % de probabilidades de que el resultado sea positivo y te quedes igual. Esto no te informará sobre si has desarrollado la enfermedad o si la desarrollarás en algún momento, pero, al menos, nos dice que es una posibilidad.
- Si el resultado es negativo, con casi total seguridad lo tuyo no es ni será enfermedad celíaca nunca y tu médico puede seguir buscando por otros lados.

Los cuidados con esta prueba son los de siempre: tiene que ser realizada determinando el tipaje completo, bien informada e interpretada. Para rizar más el rizo, su resultado debe ponerse en contexto con el origen étnico del paciente, ya que, por ejemplo, en las poblaciones del este asiático parece ser que los marcadores predisponentes son distintos a los que predisponen en el 99 % de los celíacos de origen indoeuropeo.

Si este resultado es positivo y decides seguir adelante con el descarte de enfermedad celíaca, te tocará reintroducir el gluten en tu dieta. Esta reintroducción debe realizarse de manera guiada y personalizada para cada caso porque hay factores muy importantes en el proceso más allá de la cantidad o el tiempo de reintroducción:

1. Tu dietista te propondrá cómo incluir el gluten según tus gustos, tu logística alimentaria y tus habilidades culinarias.
2. El modo de incluirlo buscará que el proceso se te haga lo más agradable posible.
3. Según los síntomas que presentes, es posible que algunos ajustes en tu dieta te ayuden a llevarlo mejor.
4. El tiempo habitual para este proceso es de, al menos, seis semanas, pero es posible que sea necesario ajustarlo según tu tolerancia y la posibilidad de acceder a pruebas diagnósticas avanzadas.
5. Llevar a cabo este protocolo puede tener un impacto no solo en tu salud física, sino también en la mental, por lo que sentirte acompañada y contar con ayuda especializada podrá marcar la diferencia.
6. La reintroducción debe realizarse con vistas a hacer las pruebas de la manera óptima, incluyendo tanto la analítica de sangre como la gastroscopia específicas de enfermedad celíaca, con la toma de biopsias y la determinación del inmunofenotipo que veíamos antes. En los niños es posible que la pediatra de digestivo no solicite directamente la gastroscopia y espere a los resultados analíticos para ir planteando cada paso. Sin embargo, en los adultos sí que es necesario realizar ambas pruebas.

Con el resultado, será tu médico de digestivo quien te ofrezca su impresión clínica, el diagnóstico y cuáles son tus posibilidades si queda descartada una enfermedad celíaca.

«¿ES CIERTO QUE PUEDO EVITARME LA REINTRODUCCIÓN DE GLUTEN SI ME HACEN LA CITOMETRÍA DE FLUJO?»

La citometría de flujo es la técnica por la cual se determina el inmunofenotipo de los linfocitos que se recogen a través de una biopsia intestinal. En ella, se miran distintos tipos de linfocitos y en qué proporciones se encuentran. Se sabe que unas proporciones son características de las personas con una enfermedad celíaca activa, otras son características de la población sana y otras se encuentran en un área indeterminada que puede ser compatible con la celiaquía o no. La celiaquía no es lo único que puede producir daño intestinal y esta técnica permite discernir cuándo ese daño se debe a una celiaquía de cuándo no. Como sabes, más allá de las pruebas, lo más importante es que un médico especializado las interprete y las ponga en contexto con el resto de las pruebas y de tu historia para establecer su criterio diagnóstico.

Al parecer, es posible que esta técnica sea válida incluso cuando no hay gluten en la dieta. Sin embargo, es una técnica relativamente nueva y, con los datos que tenemos hasta ahora, lo que se ha visto es que su sensibilidad puede bajar mucho y, por tanto, arrojar resultados falsos. Es decir, podría favorecer tanto el sobrediagnóstico como el infradiagnóstico. Es por ello por lo que, siempre que es posible, se recomienda hacer la reintroducción de gluten como veíamos antes para que todo vaya lo mejor posible. En todo caso, la idoneidad de la reintroducción de gluten debe valorarse de forma individualizada, y ser conscientes de los riesgos de obtener un diagnóstico erróneo y de las consecuencias que esto podría tener para tu salud.

Carmen tenía muchos síntomas neurológicos cuando su médico, sin hacerle todas las pruebas diagnósticas de la celiaquía, le dijo que tenía una patología relacionada con el gluten y que lo retirara de su dieta. Las crisis neurológicas pasaron de ser muy frecuentes a esporádicas, e incluso pudo reducir la dosis de su medicación. Sin embargo, seguía teniéndolas y, al informarse sobre la dieta sin gluten, descubrió que con ella no se había cumplido el protocolo.

Contactó conmigo para resolver sus dudas sobre su diagnóstico y la dieta sin gluten. Al revisar sus informes y conocer sus síntomas, le conté que para que las pruebas sean lo más fiables posible, necesitaríamos reintroducir de manera segura y controlada el gluten en su dieta y que el protocolo que aplicamos en la consulta dietética está orientado a que lo tolere lo mejor posible. Sin embargo, en su caso me parecía un riesgo demasiado importante hacer la reintroducción y ella estuvo de acuerdo: no estaba por la labor de arriesgarse a que sus crisis neurológicas volvieran a la frecuencia anterior.

Le hablé entonces de la posibilidad de ponerse en manos de un médico especializado en celiaquía y realizarse las pruebas sin reintroducir el gluten, con el riesgo de que salieran falsos negativos. Esto nos permitiría, al menos, tener una «foto» inicial de su estado, lo cual le pareció una buena idea.

A Carmen se le hizo una endoscopia digestiva alta con toma de biopsias y determinación del inmunofenotipo de sus linfocitos: es decir, la prueba más sensible y específica disponible para el diagnóstico de la celiaquía. El resultado del inmunofenotipo fue completamente compatible con una enfermedad celíaca activa y, en combinación con su estudio HLA y su historia clínica y dietética, el médico determinó que, sin duda, era celíaca.

«Me dicen que mi diagnóstico no estuvo claro y que tienen que repetirme las pruebas, ¿cómo puedo hacerlo?»

Por ahora, no nos queda otra que reintroducir el gluten. Si tu médica te lo ha propuesto, es muy probable que sea porque considera que los beneficios de esclarecer tu diagnóstico superan con creces los riesgos de estar unas semanas ingiriendo gluten para las pruebas. Ante todo, es importante que resuelvas con ella cualquier inquietud que te pueda generar el proceso y el riesgo que supone para ti. Si, con toda esa información, decides seguir adelante, lo ideal es que lo hagas con un buen asesoramiento dietético que se basa en minimizar cómo puede afectar a tu calidad de vida y en garantizar la ingesta suficiente, en cantidad y tiempo, para realizarte las pruebas.

El protocolo tiene una duración estándar de seis semanas que nos permite adaptar el proceso a la respuesta o las necesidades que vayas teniendo, de tal manera que podemos acortar o, incluso, alargar el tiempo de reintroducción de gluten.

Como imaginarás, este es uno de los mayores retos diagnósticos que hay hoy en día en torno a la celiaquía. Sin embargo, ya se está investigando en alternativas que nos permitan evitar la reintroducción con total garantía de tener unos resultados fiables o, al menos, algún método para acortar este proceso. Ahora mismo hay en investigación y desarrollo unos marcadores con resultados muy prometedores que son tan sensibles y específicos que facilitarían llevar a cabo el diagnóstico con solo tres días de reintroducción de gluten. Ojalá pronto estén disponibles para los pacientes.

Mi hermano Fede llevaba diagnosticado de celiaquía seis años. Tenía dos hermanas, una tía, un primo y una tía segunda con diagnóstico de celiaquía y, sin embargo, él siempre dudó del suyo. Entre otras cosas, sus anticuerpos nunca habían sido positivos y el informe de su biopsia indicaba «no valorable». Sin embargo, su médica de entonces lo dio por celíaco y él llevó la dieta sin gluten de manera estricta durante los seis años. Cuando supo que existía la citometría de flujo, se decidió a repetirse todas las pruebas.

Realizamos el protocolo de reintroducción de gluten durante seis semanas en las que no tuvo ningún síntoma. Sus pruebas tras el proceso fueron muy claras: los anticuerpos antitransglutaminasa IgA eran indetectables, no tenía la más mínima inflamación intestinal y su patrón de linfocitos era el de una persona sana. Junto con su historia clínica, su médico de digestivo especializado en patologías relacionadas con el gluten determinó que Fede no era ni había sido nunca celíaco.

Como tiene predisposición genética compatible con la enfermedad celíaca y varios antecedentes familiares, solo debe hacerse controles analíticos periódicos para detectar si en algún momento la desarrolla. Sin embargo, por ahora, su historia es la del celíaco que nunca lo fue.

Quédate con esto:

1. No te autodiagnostiques. Si sospechas que puedes ser singlutenista, acude al médico.
2. El diagnóstico de la enfermedad celíaca y de la sensibilidad al gluten o al trigo no celíaca es competencia del médico especialista digestivo.
3. Las alergólogas son quienes se encargan de diagnosticar la alergia al trigo.
4. No retires ni disminuyas el gluten de la dieta hasta haber terminado el proceso diagnóstico.
5. Que tengas predisposición genética compatible con la enfermedad celíaca no quiere decir que la hayas desarrollado ni que la vayas a tener sí o sí.
6. No tiene sentido retirar o reducir el gluten de la dieta solo por tener esta predisposición genética.
7. Los familiares de primer grado de un singlutenista (ascendencia, hermanos y descendencia) son el mejor lugar para empezar a buscar singlutenistas no diagnosticados. Si es tu caso, empieza el cribado cuanto antes y lleva el seguimiento correspondiente.
8. La dieta sin gluten debe ser estricta, sin transgresiones y sin excepciones de por vida.
9. No hay ninguna pastilla que te permita ingerir gluten sin asumir un riesgo para tu salud a medio y largo plazo.

10. Tampoco hay un fármaco o suplemento que te ayude a paliar los efectos de haber ingerido gluten.
11. Si eres singlutenista, necesitas un seguimiento clínico y dietético para toda la vida, tanto para cuando te encuentres bien como si surge algún problema en el camino.
12. Las profesionales sanitarias adecuadas para enseñarte todo lo que necesitas saber sobre la dieta sin gluten son las graduadas en nutrición humana y dietética y las técnicas superiores en dietética. Además, deben estar especializadas en patologías relacionadas con el gluten.
13. No reintroduzcas el gluten por tu cuenta. Hazlo de manera guiada bajo las indicaciones del médico que pueda valorar la idoneidad de tu caso y con una dietista o una nutricionista que te lo haga lo más fácil y efectivo posible.

DE COMPRAS SIN GLUTEN

Cuando llegas al mundo singlutenista, te das cuenta de que hacer la dieta sin gluten va mucho más allá de cambiar el pan, la pasta y la repostería tradicionales por sus equivalentes sin gluten. Además, descubres que muchos productos pueden tener gluten sin que el fabricante lo advierta en su etiquetado y que puedes consumir otros muchos que no indican «sin gluten» en él. Por si fuera poco, hay ingredientes de alto riesgo de los que nadie te advierte. Con este cacao, lo último que te hace falta es que, al decirle a alguien que eres singlutenista, te responda «ah, pero ahora ya tenéis de todo sin gluten».

Tanto si te acaban de diagnosticar como si eres un singlutenista veterano, tener claras las bases del etiquetado te ayudará a que no sean un jeroglífico. Este tema ha ido variando con los años en función de la normativa aplicable y del trabajo de las asociaciones, por lo que debo advertirte ante todo de ello: es importante que te mantengas actualizada en la materia, ya que los criterios pueden cambiar. Además, cómo leemos el etiquetado varía de unos países a otros, incluso dentro de la Unión Europea, por lo que debes estar pendiente de ello a la hora de viajar; lo veremos en detalle más adelante.

Cómo averiguamos lo que podemos comer como singlutenistas en España se basa en tres pilares fundamentales:

1. El reglamento de información alimentaria: el RE 1169/2011.
2. La regulación de la mención «sin gluten»: el RE 828/2014.
3. La clasificación de los alimentos.

Como verás a continuación, en el mundo singlutenista hay cosas que todavía tienen que mejorar y el etiquetado es uno de esos aspectos. Así y todo, es posible tomar decisiones informadas.

La información alimentaria

En Europa, hay un reglamento que recoge cómo debe ofrecerse la información alimentaria al consumidor final, tanto si el producto está envasado como si no. Recuerda esto, porque volveremos a hablar de ello cuando lleguemos al tema de comer fuera de casa. Esta normativa regula todo lo que puedes ver en la etiqueta de un producto: cómo debe ser el listado de ingredientes, la tabla de información nutricional, el tamaño de la tipografía, las declaraciones que se pueden hacer, etc.

Entre otras cosas, en la normativa se recoge que es obligatorio declarar la presencia de catorce alérgenos (incluidos los cereales con gluten), pero solo si se encuentran en forma de ingredientes. Es decir, si a un producto se le añade como ingrediente un cereal con gluten (como el trigo o la cebada) deberá indicarlo expresamente en el etiquetado con una tipografía destacada, como en mayúsculas o en negrita. Sin embargo, si la presencia de cualquier alérgeno es de forma no intencionada (lo que conocemos como «trazas» fruto de un contacto cruzado), su declaración es voluntaria. Esto significa que un producto puede tener trazas de cereales con gluten y que el fabricante no lo indique en el etiquetado.

Esta declaración voluntaria recibe el nombre de «etiquetado precautorio de alérgenos» (EPA) y, aunque no está regulado expresamente, sí debería hacerse sobre cinco principios fundamentales:

1. Información clara y concisa a través de una única declaración: «puede contener gluten».
2. No debe inducir a error: solo debe aplicarse cuando hay un riesgo definido, apreciable e identificado.
3. Basado en datos científicos relevantes.
4. Aplicable en la práctica.
5. Transparente y útil para el consumidor.

La realidad es que, hoy por hoy, el EPA, lejos de proteger, confunde mucho a los consumidores debido a la falta de uniformidad, la confusión de la terminología, su presencia inesperada, la falta de normativa al respecto y las creencias de los consumidores en torno a estas declaraciones.

Aunque una de las principales reivindicaciones de muchos singlutenistas es que la declaración de alérgenos sea obligatoria incluso cuando se presentan en forma de trazas, si lo piensas, en la práctica resulta inviable y tiene mucho sentido que funcione así: esa declaración voluntaria la hace el fabricante de buena fe sobre la información con la que cuenta, pero no puede advertirte de algo de lo que no es consciente, ¿no crees? De hecho, imponer esta declaración supondría, seguramente, que el EPA se utilizara en exceso para curarse en salud incluso aunque no hubiera un riesgo real y, como consecuencia, nos reduciría mucho las posibilidades.

La mención «sin gluten»

Esta también es una declaración voluntaria. Esto quiere decir que un fabricante no tiene por qué indicar que uno de sus productos es apto para singlutenistas. Sin embargo, si decide incluir esta leyenda en el etiquetado, debe cumplir que tiene menos de 20 miligramos de gluten por cada kilogramo de producto, o lo que en nuestro entorno se conoce como «ppm»: partes por millón.

El umbral que se ha establecido como seguro para los singlutenistas en la mayoría de los países es 20 ppm, aunque en algunos este límite baja hasta 10 y, en otros, a 3, que es el mínimo detectable. De esta manera, en lugares como Chile o Australia «sin gluten» significa «no se detecta gluten ni en la más mínima cantidad». Este umbral viene de un estudio pequeño en el que se vio que, con un consumo diario de 50 mg de gluten, la mayoría de los celíacos adultos que participaron en él desarrollaban atrofia intestinal, aunque un pequeño porcentaje tuvo daño intestinal con 10 mg de gluten al día. Haciendo unos cálculos sencillos, se estimó que una alimentación cuyos productos procesados contengan hasta 20 ppm de gluten no supondría más de 50 mg de gluten al día.

Ten en cuenta que, para llegar a esa cantidad, necesitarías comer 2,5 kg de comida con, exactamente, 20 ppm de gluten y, si tu dieta se basa en alimentos naturalmente sin gluten, como sería recomendable para que llevaras una alimentación nutritiva, sería rarísimo que alcanzaras 50 mg de gluten en un día. Esto sin olvidar que un producto con esta declaración puede tener 20 miligramos de gluten por kilogramo de producto, pero es probable que tenga mucho menos.

El RE 828/2014 recoge una segunda declaración: «muy bajo en gluten», que supone que el producto tiene hasta 100 ppm de gluten. Esta cantidad no ha sido probada como segura para singlutenistas y no deberías consumir productos que la incluyan. Además, tanto esta como la leyenda «sin gluten» pueden venir acompañadas de cuatro indicaciones más:

- «Elaborado específicamente para personas con intolerancia al gluten».
- «Elaborado específicamente para celíacos».

- «Indicado para personas con intolerancia al gluten».
- «Indicado para celíacos».

Más allá de que tú y yo sabemos que la intolerancia al gluten no existe, lo más peligroso de estas declaraciones es que pueden acompañar a la leyenda «muy bajo en gluten» y, con ello, confundir al consumidor. Sabiendo todo esto, nosotros podemos simplemente limitarnos a buscar el «sin gluten» cuando lo necesitemos y obviar el resto de las leyendas que nos pueden confundir.

Esta información, recuerda, puede presentarse en el envase de muchas maneras: al final de la lista de ingredientes, destacado en un cartelito, con un dibujo de una espiga de trigo tachada... Todas ellas serán válidas y una garantía suficiente para todos los productos no genéricos, salvo para aquellos que consideramos de alto riesgo y que necesitan la certificación ELS: se trata de una marca de calidad que nos garantiza la ausencia de gluten en una serie de productos en los que se ha visto que el sistema de autocontrol no es suficiente. Por ahora, lo requerimos para la avena, el almidón de trigo y la cerveza sin gluten, pero ya hay alguna iniciativa que busca ampliar estos criterios a las lentejas cocidas o cocinadas y al comino, ya que en el mercado se encuentran con muchísima frecuencia contaminados con gluten y ni los fabricantes ni los singlutenistas de a pie son conscientes de ello.

Este sello de calidad es un logo de una espiga de trigo barrada con un código alfanumérico debajo que hace referencia a la licencia.

Por último, hay algo importante sobre este etiquetado y es que no puede incluirse en alimentos y productos que se consideren por naturaleza sin gluten, como una fruta o un envase de leche. Ahí es donde entra en juego el siguiente punto.

La clasificación de los alimentos

Una vez sabemos qué normativa se aplica, solo nos falta ver cuándo se puede incluir la leyenda «sin gluten» (de tal manera que tendremos que buscarla para obtener las garantías necesarias) y cuándo no. Así es como nació la clasificación de los alimentos que elaboran las asociaciones de celíacos. Lo primero que debes saber es precisamente esto: que es un constructo de estas entidades y no está recogido en ninguna normativa como tal. Ni los reglamentos ni el código de alimentación son exhaustivos en cuanto a qué productos pueden incluir esta leyenda y cuáles no, sino que lo dejan a criterio del fabricante. Esto, como imaginarás, puede provocar una confusión muy importante, sobre todo cuando vemos en el mercado unos productos que sí indican «sin gluten» y otros de la misma categoría que no.

En función de su posible contenido en gluten, clasificamos los alimentos en cuatro categorías:

- Alimentos y productos genéricos aptos para singlutenistas: nos referimos a ellos como, sencillamente, «genéricos» y son todos aquellos que, incluso mínimamente procesados, se consideran por naturaleza sin gluten. Aquí, se engloban alimentos sin procesar como las frutas, hortalizas, carnes, pescados, huevos, legumbres y cereales sin gluten que no tienen en su matriz alimentaria ningún gluten. Pero también forman parte de este grupo otros mínimamente procesados, como los frutos secos pelados al natural, el aceite, los yogures naturales o el cacao puro en polvo desgrasado. De estos productos podemos contar con que sean siempre sin gluten, salvo que el etiquetado o la empresa digan lo contrario. Es importante puntualizar esto: todo producto genérico es susceptible de contener trazas de gluten. Sin embargo, en caso de que así sea y de manera excepcional, ahí sí que puedes quedarte tranquilo de que lo advertirá en su etiquetado a través del EPA.

- Productos convencionales: son aquellos en los que la variabilidad del mercado respecto a si tienen gluten o no es mucho mayor, ya que depende de la formulación de cada fabricante y de las condiciones de elaboración, de tal manera que necesitamos la garantía del fabricante de que es sin gluten a través de la leyenda en el etiquetado. A este grupo pertenecen los embutidos, los helados, los chocolates o los platos preparados, por ejemplo.
- Alimentos y productos con gluten: aquí se engloban aquellos que provienen de los cereales que son con gluten por naturaleza (trigo, cebada, centeno, triticale, Kamut® y espelta) y todos sus derivados tradicionales: harina, pan, pasta, galletas, bollería, cerveza, etc. Estos productos siempre contienen gluten.
- Productos específicos sin gluten: son todos los que tradicionalmente serían con gluten, pero se han reformulado y elaborado en unas condiciones de seguridad alimentaria que garanticen que son aptos para singlutenistas. Entonces, encontramos aquí harinas, pan, pasta, galletas, bollería y cerveza sin gluten. Para garantizarlo, deben incluir la leyenda «sin gluten» en su etiquetado. Aquí incluimos la avena: este es un cereal cuyo contenido en gluten depende de la variedad del cereal y de que se haya cultivado y procesado con los cuidados necesarios para evitar la presencia no intencionada de cereales con gluten. De esta forma, todo producto con avena que encuentres en el mercado será con gluten salvo que indique expresamente que es sin gluten mediante la certificación ELS.

Entonces, la conclusión con esta clasificación es, de por sí, simple:

- Si el producto es genérico, no hace falta que indique «sin gluten» (aunque debes comprobar que no incluya un EPA diciendo que contiene o puede contener trazas de gluten).
- Si el producto no es genérico, busca siempre el «sin gluten».

La dificultad, eso sí, reside en discernir cuándo el producto es genérico de cuándo no. Y esto es de lo que más confusión, dudas e inquietud genera entre los singlutenistas, así que, para ello, tienes en mi página web a tu disposición la relación de todos estos productos y cuál es su categoría:

Este listado va actualizándose con el tiempo, por lo que te invito a que lo tengas siempre a mano para resolver cualquier duda. Con la práctica, te familiarizarás con cada categoría y no necesitarás consultarlo más que esporádicamente.

«No sé qué comer»

Si, cuando llegas al mundo singlutenista, te digo que no podrás comer más pan, pasta, galletas o pizza, es normal que tu cabeza colapse y lo primero que pienses sea «no puedo comer nada». Sin embargo, si lo primero que te cuento es que no puedes comer gluten, pero que hay muchos alimentos sin gluten como las frutas, las hortalizas, las legumbres, las carnes, los pescados, los huevos y varios cereales como el arroz, el maíz o la quinoa, la imagen que se forma en tu cabeza es bien distinta.

El segundo escenario está lleno de posibilidades y nos resulta mucho más práctico centrarnos en lo que sí podemos comer que en lo que no. La base de tu alimentación deben ser esos alimentos que no tienen ni gluten ni etiqueta que te pueda confundir. Sobre ello, ya podemos empezar a desenvolvernos con la clasificación de los alimentos y familiarizarnos con la leyenda «sin gluten» y tener presentes las diferentes representaciones gráficas que encontrarás en el mercado.

Por supuesto, los productos específicos sin gluten están ahí para hacerte más fácil la adaptación a la vida singlutenista: te pueden ayudar a no echar de menos una serie de productos que probablemente hayan formado parte de tu alimentación durante muchos años y que tienen implicaciones culturales y sociales muy importantes. Es posible que te toque probar distintas marcas e incluso recetas hasta dar con lo que más te guste a ti.

Cuando me diagnosticaron celiaquía, mi hermano me dijo algo que no recordé hasta muchos años después: «Da comienzo la era de los descubrimientos culinarios». No te negaré que me despedí de la pizza de mi abuela como si nunca más pudiera comer una pizza rica, y qué equivocada estaba. Aquellos descubrimientos vinieron en forma de ingredientes, recetas, marcas y trucos de cocina en los que nunca hubiera indagado. Las masas del mundo singlutenista dieron un salto cualitativo cuando llegaron el psyllium y el sarraceno a nuestras cocinas. Personalmente, descubrí todo un mundo de desayunos más allá de las galletas industriales o los bizcochos caseros que hacía hasta mi diagnóstico. Además, aprendí no solo a comer verduras y legumbres, sino a preparar platos deliciosos con ellas hasta el punto de que el cuerpo me las pide habitualmente. Y lo mejor de todo es que entendí que podía encantarme y pasar horas en la cocina preparando algo que me hiciera ilusión, pero que, si lo necesitaba, también podría cocinar ágilmente un plato nutritivo sin renunciar al placer.

De corazón, solo puedo desearte una vida singlutenista llena de delicias.

«Solo me fijo en que no haya gluten en el etiquetado, ¿es suficiente?»

Como veíamos antes, esto es suficiente para los genéricos, en los que lo único que necesitamos es comprobar que no hay un etiquetado precautorio de alérgenos que advierta de la posible presencia de gluten. En los productos convencionales y en los específicos necesitamos buscar la leyenda «sin gluten» para tener la seguridad suficiente.

Si acaso, hay una pequeña salvedad que viene de cuando esta declaración no estaba regulada o de cuando sí existía, pero su uso no estaba tan extendido: los listados de alimentos. Durante muchos años, los singlutenistas íbamos a hacer la compra con un libro editado por las asociaciones de celíacos en el que recogían los productos sin gluten de todas las marcas del mercado que así se lo garantizaran. Así, ibas al supermercado, cogías una tableta de chocolate, buscabas la marca y el producto en el libro y, si estaba recogido, lo podías comer con tranquilidad. Cada año, los fabricantes aportan a estas entidades la información sobre sus productos en la que se garantiza cuáles tienen menos de 20 ppm de gluten. Con ello, se elabora una base de datos que hoy en día está disponible a través de una aplicación móvil para los socios de estas asociaciones.

Entonces, si el producto que a ti te interesa no es genérico ni indica «sin gluten», tienes una última oportunidad de buscarlo en esta base de datos, si eres socia, claro.

«He leído que hay empresas que remiten al etiquetado, ¿qué significa eso?»

Esta expresión viene de cuando funcionábamos con aquel listado. En él se recogía una serie de empresas que «remitían al etiquetado»: eran fabricantes que no querían dar cuenta del contenido en gluten de sus productos a las asociaciones y les transmitían que los singlutenistas debíamos leer el etiquetado. Las implicaciones detrás de esto fueron variando en las distintas ediciones de ese libro hasta que finalmente estas empresas desaparecieron de allí.

Aun así, entre el colectivo singlutenista se sigue hablando de estas empresas como aquellas cuyos productos, si no hay rastro de gluten entre los ingredientes y su EPA, pueden considerarse sin gluten. Sin embargo, no tenemos garantías de que esto sea lo suficientemente seguro. La realidad es que una empresa adquiere un compromiso con el reglamento en el momento en el que utiliza la mención «sin gluten». Si la omite, aunque a través de sus canales de atención al cliente y de sus medios informativos indique lo contrario, no tiene por qué cumplir que tiene menos de 20 ppm de gluten. En definitiva, solo es vinculante la información proporcionada al consumidor a través del etiquetado.

«Solo como alimentos que indiquen que no contienen gluten, ¿está bien?»

La alimentación singlutenista va mucho más allá de incluir solo productos con la indicación expresa de ausencia de gluten. Si llevas tu dieta de esta forma, no solo te estarás perdiendo una enorme variedad de alimentos y productos que podrían enriquecer tu alimentación en todos los sentidos, sino que, además, con casi total probabilidad estarás llevando una alimentación basada en productos procesados que no sean suficientes para tener un buen estado de salud.

Como vimos en el caso de Esther, nuestra mejoría dependerá de lo estricto de la dieta sin gluten, sí, pero también de la calidad nutricional que tenga nuestra alimentación. Por lo que, si es tu caso, te invito a que visites mi página de genéricos, te familiarices con la columna verde e incluyas mucho más de todos esos alimentos.

Además, recuerda que esta es una de las misiones de la consulta dietética especializada en singlutenistas: la de ayudarte a llevar un patrón de alimentación nutritivo y delicioso para ti, teniendo en cuenta tus circunstancias, gustos y necesidades.

«No termino de aclararme con varios productos»

Hay una serie de alimentos y productos en el mundo singlutenista que generan muchísima confusión o, peor, de los que ni sospechas hasta que alguien te advierte sobre ellos, así que vamos a verlos con detenimiento.

Las lentejas

Como legumbres que son, no contienen gluten. Sin embargo, las lentejas se encuentran en el mercado con granos de trigo intrusos que debemos retirar manualmente, ya que el cribado automático no termina de limpiarlas bien. Así, para comer lentejas sin gluten con seguridad, debes seguir los siguientes pasos:

1. Cómpralas envasadas. Es posible que su etiquetado advierta de la presencia de trazas de gluten, que no indique nada o que incluso ponga «sin gluten». En cualquiera de los tres casos, puedes utilizarlas y debes cribarlas manualmente.
2. Coge un puñado de lentejas, ponlas en una superficie lisa, revísalas una a una y retira todo aquello que no sean lentejas: piedras y granos de trigo. Distinguirás el trigo porque es más clarito y tiene una forma alargada con una hendidura en el centro.
3. Cuando hayas retirado todo lo indeseable de ese puñado, ponlas en un recipiente nuevo y repite el paso anterior con otro puñado de lentejas, hasta haber terminado con todas las que necesitas limpiar.

4. Lava con agua las lentejas ya cribadas para retirar los restos de tierra y ya puedes ponerlas a remojo y cocinarlas.

Ten en cuenta esto sobre todo cuando comas fuera de casa, ya que es algo que no se suele conocer y es difícil que en un restaurante criben manualmente las lentejas. Esto es especialmente sensible en el caso de los niños singlutenistas que comen en el comedor escolar: es muy recomendable que, el día que haya lentejas, les den una legumbre alternativa que hayan preparado con la seguridad suficiente.

Elisa llevaba años con la dieta sin gluten y limpiaba las lentejas concienzudamente cada vez que las cocinaba. Aunque había visto por las redes sociales que otras muchas personas publicábamos fotos de nuestros granos de trigo intrusos, a ella no le había pasado nunca. Podría haber pensado que era una leyenda urbana o que la marca que ella utilizaba era de tan buena calidad que venían siempre limpias, pero, a pesar de todo, siguió buscando hasta que un día se encontró su primer grano de trigo entre las lentejas que estaba cribado. Y, poco después, el segundo en el mismo paquete.

Recuerda no bajar la guardia nunca respecto a este tema, tu grano de trigo intruso está ahí cuando menos te lo esperas. Si lo encuentras, te animo a que lo compartas en las redes sociales incluyendo las etiquetas #lentejassinglutenistas y @singlutenismo. Quizá de esta forma contribuyamos a visibilizarlo.

Las especias

Estos productos también generan mucha confusión y son especialmente sensibles cuando comemos fuera de casa. El fundamento es muy sencillo: las especias no procesadas son genéricas y las procesadas son convencionales. La dificultad reside en discernir qué entendemos por «procesadas».

Consideramos genéricas las especias al natural en grano, rama o hebra envasadas y las frescas en planta o envasadas. Hay una excepción aquí: el comino es la única especia en grano que no es genérica.

Son convencionales las especias picadas, molidas, deshidratadas, trituradas o liofilizadas y, de nuevo, aquí hay una excepción: el pimentón con Denominación de Origen de La Vera o de Murcia, que se consideran sin gluten siempre.

Si sueles comer habitualmente en la casa de otra persona (como un familiar o tu pareja), te recomiendo que hagáis una limpieza de sus especias y las compréis todas sin gluten. Estos productos no necesitan gluten en su composición, por lo que comprarlas garantizadas sin gluten para la otra persona no supondrá ningún cambio en su alimentación y facilitará mucho la gestión de tus comidas en su casa. Esta es una situación muy frecuente con los pequeños singlutenistas y sus abuelos, y manejarlo de esta manera puede ahorrar muchas dificultades, miedos y errores a la hora de cocinar.

Las infusiones

El gluten tiene una característica y es que no es soluble en agua. Por ello, durante mucho tiempo se teorizó con que, dado que se consumen infusionadas, las hierbas que se utilizan para hacer bebidas no traspasarían el gluten (en caso de tenerlo por el motivo que fuera) a la infusión. Solamente habría que tener cuidado de que no quedaran residuos sólidos en la bebida y esto se consigue gracias a los saquitos de papel en los que se comercializan estos productos.

Durante varios años, las asociaciones de celíacos y la de tés e infusiones realizaron unos estudios analíticos que les permitieron poner a prueba esta teoría tanto en las infusiones sin aromas como en las que sí los contenían. El resultado tardó un poco en llegar, pero fue como se esperaba: las singlutenistas podemos tomar cualquier té o infusión, con aromas o sin ellos, comprado envasado o a granel, siempre y cuando la bebida se prepare con un filtro de papel (y no solo con uno metálico) que evite el paso de sustancias sólidas y durante el tiempo estipulado por el fabricante. No sabemos qué pasa cuando sobrepasamos el tiempo de infusión recomendado.

Cabe puntualizar aquí que el té matcha, que es un tipo de té verde, se consume en disolución, no en infusión, por lo que sí debe estar etiquetado sin gluten para tener la garantía suficiente.

Los lácteos y las alternativas vegetales

Hay dos aspectos que conviene tener presentes sobre estos productos.

Por un lado, debes saber que la categoría genérica o convencional de los lácteos se mantiene tanto si son con lactosa como si están deslactosados. Sin embargo, las alternativas vegetales como las bebidas, yogures y quesos vegetales no se consideran genéricos nunca.

Por otra parte, necesitamos diferenciar los lácteos de los sucedáneos o preparados lácteos y el mejor ejemplo de ello lo vemos en los quesos:

- Un queso tiene unos ingredientes similares a estos: leche pasteurizada de vaca, sal, cuajo y fermentos lácticos. Es genérico.
- Un sucedáneo contiene queso entre sus ingredientes: leche desnatada rehidratada, queso, mantequilla, sales de fundido... Es convencional.

Tienes más detalles sobre esto en mi listado de genéricos.

El maquillaje, los dentífricos y otros productos cosméticos

Estos productos no están pensados para ser ingeridos, pero muchos de ellos no resultan tóxicos si se ingieren en pequeñas cantidades por accidente. Su etiquetado no se regula por el de información alimentaria, sino por otro que no recoge nada sobre el contenido en gluten que hay en ellos, de tal manera que, aunque veas algún «sin gluten» reflejado en estos productos, legalmente no significa nada. Además, así como podemos medir cuánto gluten tiene un alimento, no podemos hacerlo en una matriz no alimentaria como la de un colutorio. Por si fuera poco, no podemos saber qué cantidad de producto se queda en nuestras manos si, por ejemplo, nos ponemos una crema de avena ni tampoco cuánto del labial que nos aplicamos terminamos ingiriendo.

Con todo ello, la recomendación se sitúa del lado de la seguridad: en aquellos productos que te apliques en los labios, en la boca o en las manos, evita los ingredientes con gluten. Hay una relación orientativa editada por Celíacs Catalunya de cuáles son esos componentes, pero, en esencia, se resume en evitar las siguientes palabras en los productos cosméticos que uses habitualmente: trigo, avena, *oatmeal*, *oat*, *secale*, *gliadin*, *wheat*, *triticum*, *hordeum*, *malt*.

Si en algún momento te encuentras fuera de casa y no puedes consultar el listado de ingredientes del producto (como, por ejemplo, en el jabón de manos de un restaurante), no te preocupes, puedes usarlo sin problemas. Ten en cuenta que evitamos estos ingredientes por situarnos del lado de la seguridad y porque no tenemos datos sobre su uso continuado, de manera que no nos cuesta nada tener estos cuidados con los productos de uso frecuente que tenemos en casa.

El material escolar

La situación con el material escolar es muy similar a la de los productos cosméticos, con el añadido de que los singlutenistas muy pequeños se los llevan a la boca con frecuencia. De nuevo, aquí buscaremos material escolar que no tenga componentes con gluten mientras les enseñamos que estos productos no deben ingerirse. Además, es importante que tengan las uñas cortas y limpias y que se acostumbren a lavarse las manos antes de comer para minimizar todo tipo de riesgos. Recuerda comentar esto con los demás adultos que puedan quedarse a cargo de tu hija o hijo singlutenista: el equipo docente, los abuelos y otros cuidadores.

Los utensilios desechables biodegradables

Con la prohibición de los utensilios de plástico de un único uso y la proliferación de los biodegradables, han saltado las alarmas sobre la posibilidad de que, en caso de estar elaborados con cereales con gluten, pueda migrar al alimento. Ya hay estudios que evidencian que estos utensilios efectivamente contaminan la comida con gluten y desde la Comisión Europea están trabajando en regular esta materia.

Por ahora, es importante que evites el uso de estos envases cuando están hechos de fibra de trigo.

Los medicamentos

Necesitas evitar el gluten también en todo medicamento que se administre por la vía oral. Sobre el resto de las vías de aplicación no debes preocuparte.

La normativa en el caso de los medicamentos es distinta a la de los alimentos y estipula que, si un fármaco contiene gluten, el laboratorio lo debe indicar en su prospecto. Esto lo encontrarás en dos apartados: el segundo, que indica «qué necesita saber antes de tomar este medicamento», y el sexto, que detalla la composición del producto.

Aunque la presencia de gluten en los medicamentos es muy rara, existen algunos que sí lo contienen y puede ser en cantidades no aptas para singlutenistas (es decir, por encima de 20 ppm) o tan bajas que sí podrás consumirlas. En este segundo caso, la información del prospecto indicará expresamente que se considera sin gluten.

Puedes consultar este dato en el prospecto de cada medicamento que vayas a comprar o tomar antes de ingerirlo o incluso en la aplicación móvil AEMPS CIMA, que recoge los prospectos actualizados de todos los medicamentos en circulación. Te recomiendo que lo consultes en la farmacia antes de que te lo dispensen.

Los suplementos

Es importante diferenciar los medicamentos de los suplementos, que no tienen el principio activo de los primeros y se componen de distintas sustancias: vitaminas, minerales, ácidos grasos, proteínas, aminoácidos, etc. El etiquetado de los suplementos alimenticios está regulado por el reglamento de alimentación y estos productos se consideran convencionales, por lo que necesitas buscar siempre que el envase indique expresamente «sin gluten».

Ten especial cuidado a la hora de comprar por internet, ya que es muy frecuente que la información proporcionada por el canal de venta no sea la misma que la que ves reflejada en el suplemento.

«¿LAS PARTES POR MILLÓN SE ACUMULAN A LO LARGO DEL DÍA?»

Aunque no tenemos datos científicos al respecto, parece lógico pensar que, si consumimos muchos productos con pequeñas partes por millón de gluten a lo largo del día, pueden acumularse hasta sobrepasar los 50 mg que parecen seguros para la mayoría de los singlutenistas. Como veíamos antes y haciendo cálculos, esto se traduce en 2,5 kg de productos con 20 ppm de gluten. Aquí es necesario reflexionar sobre cómo es una alimentación con tantos productos procesados: es probable que no sea rica en los alimentos sin gluten por naturaleza en los que debe basarse nuestra alimentación. Quizá ambas cosas tengan un efecto negativo sobre la salud, por lo que tenemos razones de más para priorizar una dieta basada en los genéricos.

«Si el etiquetado indica que puede tener trazas de otros alérgenos, pero no de gluten, ¿es apto para los singlutenistas?»

Lamentablemente, en los productos no genéricos no tenemos esta garantía: la omisión de la declaración de gluten no hace que el producto sea apto para singlutenistas.

En cualquier caso, a diferencia de otros colectivos con restricciones alimentarias, nosotros tenemos la suerte de que la mención «sin gluten» sí está regulada, no como los demás alérgenos, cuya declaración de ausencia no está recogida en ninguna normativa.

En la Mediterranean Gluten Free Forum que se celebró en Barcelona en mayo de 2024, Celíacs Catalunya presentó los resultados preliminares de un estudio en el que estaban trabajando. Entre 2013 y 2023 han analizado 2.053 productos para conocer su contenido en gluten. Entre ellos, se observa que un 2,04 % de los que no mencionaban la presencia de gluten en su etiquetado sí lo contenían y un 1,61 % lo contenía por encima de 20 ppm. La conclusión es muy evidente: incluso cuando en una etiqueta no hay una advertencia de la posible presencia de gluten, puede contenerlo.

«Con frecuencia, tengo dudas sobre si algo tiene gluten o no»

Familiarizarse con la clasificación de alimentos y la lectura del etiquetado con base en ella es un trabajo que lleva tiempo y constancia. Es normal que, al principio, necesites hacer una lectura del etiquetado mucho más detenida y consciente, pero, con el tiempo, te será mucho más ágil y detectarás con rapidez si los productos son aptos para ti. De hecho, incluso cuando lleves mucho tiempo en ello, es probable que te surjan dudas de productos que no suelas consumir.

En todo caso, si te sientes insegura a la hora de hacer la compra, es importante que lo trates en la consulta dietética singlutenista: contar con las herramientas adecuadas te ayudará a tomar decisiones en torno a tu alimentación con confianza y seguridad.

«¿QUÉ HAGO SI NO ME QUEDA CLARO SI UN PRODUCTO TIENE GLUTEN?»

Hay un principio en el mundo singlutenista que debemos tener presente siempre: ante la duda, no se come. Sé que puede resultar frustrante, incómodo y en ocasiones puede pasarte en el peor momento posible, pero cuando no te quede claro si algo es seguro para ti, lamentablemente te toca evitarlo.

Si esto te pasa, toma nota para que puedas resolver la duda con tu dietista cuanto antes y para que puedas trabajar en las alternativas que necesites en caso de volver a encontrarte en una situación similar.

«¿QUÉ HAGO CON LOS INGREDIENTES QUE TENGO EN CASA DESDE ANTES DEL DIAGNÓSTICO?»

Aunque más adelante veremos cómo organizar la cocina para que sea segura y práctica para tu vida singlutenista, me parece importante que hablemos ya mismo de qué pasa con los productos e ingredientes que ya teníamos en la despensa, la nevera o el congelador.

De entrada, te recomiendo que dediques un tiempo a clasificarlos en genéricos, convencionales, con gluten o específicos sin gluten. Revisa todos aquellos que consideras aptos: ¿ha podido entrar gluten en ellos de algún modo? Por ejemplo, si tienes un paquete de azúcar en casa, ¿eres consciente de si metiste dentro una cuchara que tenía harina de trigo? O si tienes un bote de mermelada abierto, ¿has metido dentro un cuchillo que estuvieras usando para untar un pan con gluten? Si es así, estos productos no son aptos para ti. Más adelante, revisaremos todas las maneras en las que se puede producir este contacto cruzado con gluten.

Revisa todo aquello que tiene o puede tener gluten por cómo se ha manipulado y no lo consumas. Puedes regalárselo a alguien o identificarlo con una pegatina roja para que los conglutenistas de tu casa puedan comerlo y tú no te confundas.

«**El etiquetado de un producto pone que tiene cereales con gluten y que no tiene gluten a la vez, ¿cómo es posible?**»

En el mundo singlutenista de vez en cuando nos encontramos con contradicciones y necesitamos tenerlas presentes para saber discernirlas. A continuación, veremos las situaciones en las que te puedes encontrar esto.

El error de etiquetado

Aunque no es frecuente, la Agencia Española de Seguridad Alimentaria y Nutrición (AESAN) publica a veces alertas alimentarias relativas a la presencia de alérgenos no advertida en el etiquetado o a la presencia de gluten en productos etiquetados «sin gluten». Además, es posible que te lo encuentres tú en el mercado: un producto con un ingrediente con gluten o que advierte que puede tener trazas de gluten y, a la vez, tiene una espiga barrada o una leyenda «sin gluten».

Si no se trata de ninguno de los supuestos que veremos a continuación, probablemente sea un error de etiquetado y te agradecería que lo pusieras en conocimiento del fabricante o de la AESAN.

Con gluten por debajo de 20 ppm

Como sabes, un producto se considera sin gluten cuando tiene menos de 20 ppm de gluten. Algunos fabricantes que comparten líneas de producción para varios de sus productos incluyen una leyenda como esta: «Elaborado en una fábrica en la que se manipulan cereales con gluten. Gluten < 3 ppm. Sin gluten».

Aunque el EPA nos llama la atención, nos están indicando expresamente que el «sin gluten» que incluyen ha sido consciente y dentro del umbral de seguridad adecuado para las singlutenistas.

En una ocasión, una singlutenista encontró un producto de un fabricante que suele incluir esta leyenda en el que, esta vez, la declaración era diferente. En un lado indicaba «sin gluten» y, en otro, «Puede contener cereales con gluten, huevos y frutos de cáscara». Ahí, no había mención a qué cantidad de gluten contenía el producto y esto nos hizo saltar las alarmas. Al comunicárselo a la marca, nos confirmaron que, efectivamente, se trataba de un error de etiquetado y que ya se había retirado el producto.

El almidón de trigo sin gluten

El trigo es el cereal con gluten por excelencia y, aunque ya se ha desarrollado, todavía no se comercializa la harina de trigo «desglutenizada». Sin embargo, sí existe el almidón de trigo sin gluten. El gluten se encuentra en una parte del grano de trigo que es posible separar mecánicamente del almidón. Una vez hecho el proceso, hace falta analizarlo para garantizar que tiene menos de 20 ppm y, por lo tanto, es apto para singlutenistas.

Si ves algún producto con almidón de trigo como panes o pizzas sin gluten, pero también medicamentos, comprueba que indiquen expresamente que son sin gluten. Además, en el caso de los medicamentos no hace falta, pero en el resto de los productos con almidón de trigo debes buscar que incluya el sello sin gluten de garantía ELS.

La cerveza sin gluten

La cerveza sin gluten se puede elaborar de cereales y pseudocereales sin gluten por naturaleza y de cereales con gluten que se hidroliza en el proceso.

La manera de elaborar las segundas es la misma que la de la cerveza tradicional: en el proceso, se produce una hidrólisis enzimática que va deshaciendo ese gluten progresivamente hasta, en algunos casos, llegar a tener menos de 20 ppm. Para garantizarlo, hay que tener en cuenta dos aspectos:

1. Siguiendo el mismo proceso de elaboración, en unas ocasiones el contenido en gluten disminuye más y, en otras, menos. Por ello, hace falta analizar cada lote que se quiera comercializar como «sin gluten» para dar garantía de ello.
2. No todos los métodos analíticos han probado ser válidos para la detección de gluten en este tipo de productos, por lo que el fabricante debe hacer el análisis con los sistemas adecuados.

Ambos cuidados nos vienen garantizados en la licencia ELS, de tal manera que, cuando consumas cerveza sin gluten, hazlo siempre con este sello de calidad. Ten mucho cuidado con las cervezas artesanas: en ellas hay un mayor riesgo de que no se cumpla con estos criterios. De hecho, es frecuente encontrarlas incluso en los restaurantes validados por las asociaciones de celíacos, algunas de las cuales es posible que no sean conscientes de este riesgo.

Por lo demás, esto explica que la cerveza sin gluten se parezca tanto a la con gluten: es la misma, pero con garantías.

La avena sin gluten

Este cereal se ha considerado tradicionalmente con gluten porque en el mercado lo encontrábamos siempre contaminado con cereales que sí lo contienen. Además, al parecer hay algunas variedades cuyas prolamina y glutelina sí forman gluten. Sin embargo, existe la avena garantizada sin gluten, tanto por su variedad como por la trazabilidad del producto. Esta seguridad nos la otorga el sello ELS y, en este caso, únicamente la leyenda «sin gluten» no es garantía suficiente.

Se estima que entre un 5 y un 10 % de los singlutenistas generan una respuesta autoinmune ante la prolamina de la avena, la avenina, dado que su organismo la reconoce como si fuera la gliadina del trigo. Por ello, no se recomienda su consumo a las singlutenistas recién diagnosticadas y puede incluirse cuando hay una remisión clínica completa, de manera guiada por su dietista.

«LEER EL ETIQUETADO ES MUY DIFÍCIL»

Lo es. A lo largo de este capítulo, hemos visto muchos detalles que debes tener en cuenta para que puedas tomar decisiones informadas a la hora de hacer la compra y, si tu sensación es que esto debería ser mucho más sencillo, no puedo más que darte la razón. Personalmente, creo que este tema no solo nos afecta por los quebraderos de cabeza que nos supone cuando estamos aprendiendo, sino también por lo que significa para nuestro entorno y a los profesionales de la restauración.

En todo caso, me gustaría también transmitirte que, a pesar de las dificultades y los despistes puntuales (que, insisto, están para dejarte un aprendizaje), este conocimiento se incorpora igual que cualquier otro hasta llegar a sentirte con la seguridad, la atención y la confianza suficientes para decidir responsablemente en cada momento si lo que tienes delante es apto para ti.

He vivido como singlutenista con mi abuela varios años y ella ha cocinado durante otros tantos para mi hermana celíaca, así que podría decirse que tiene el tema más que dominado. De hecho, ella misma en su casa hace el pan sin gluten para minimizar los riesgos de contaminación cuando mi hermana y yo la visitamos.

En una ocasión había comprado un queso con queso azul nuevo que había visto en el supermercado y, cuando lo estaba cortando para la comida, me ofreció un trozo. Al darle el primer bocado, no reconocí queso azul, sino un sabor a trufa. Le pregunté qué queso era y ya no tenía el envase, así que lo busqué en la tienda a distancia del supermercado y no encontré ningún «queso con queso azul». Sin embargo, sí había un queso con trufa que, como «queso con cosas» que era, no es genérico, y no indicaba que fuera apto para celíacos en ningún lado.

Si el etiquetado, la clasificación de los alimentos y todo este tema fuera mucho más sencillo, mi abuela no tendría que estar pendiente de si un producto es genérico o no como para buscar el «sin gluten» (que, para colmo, muchas veces viene en una letra minúscula). Además, como ves, hasta las personas más implicadas y veteranas bajamos la guardia en algún momento porque nos sentimos en un entorno seguro. Estas situaciones tienen que servirnos como toque de atención: mal que nos pese, antes de comer nada, tenemos que comprobar que sea sin gluten. Y no porque no nos fiemos de nuestras abuelas, que ellas harán lo mejor que puedan siempre, sino porque este asunto es realmente complejo.

«¿Cómo puedo hacer la lista de la compra para no confundirme?»

Cuando te estás familiarizando con la clasificación de los alimentos, puede ser especialmente útil identificar la categoría en la lista de la compra. Esto te permitirá estar más pendiente de cómo leer el etiquetado de cada producto. Puedes hacerlo con un gesto tan sencillo como subrayar con distintos colores cada producto en función de su clasificación: verde para los genéricos, naranja para los convencionales, rojo para los que contienen gluten y azul para los específicos sin gluten.

Prueba a hacer este ejercicio con los alimentos y productos que tengas en casa, para practicar.

«¿Puedo comprar a granel?»

La compra a granel en el mundo singlutenista es compleja de abordar porque hay muchos factores que entran en juego:

1. La idiosincrasia varía mucho de un tipo de tiendas a otro.
2. Es muy difícil acceder al etiquetado original del producto.
3. La marca disponible, el proceso de elaboración y el servicio pueden variar de unas veces a otras, de tal manera que la información alimentaria obtenida en un momento puede no ser válida después.
4. Los recipientes expositores pueden albergar productos diferentes en momentos distintos sin que haya una limpieza exhaustiva entre uno y otro.
5. Entra en juego la manipulación por parte del personal de la tienda.
6. En ocasiones, los productos están al alcance de cualquier cliente, que puede manipular los productos y producir un contacto cruzado con gluten.

Por todo ello, se hace más importante que nunca que, como pacientes y cuidadores, tengamos un conocimiento profundo de las situaciones de riesgo de presencia de gluten y contacto cruzado para tomar la mejor decisión informada en cada momento y en cada establecimiento. Aunque más adelante ahondaremos en los distintos puntos en los que puede haber gluten de manera no intencionada, sí podemos hacer ahora un resumen de los tipos de locales de compra a granel y las posibilidades que tendremos en ellos:

Frutería y verdulería

En general, son lugares seguros para singlutenistas. Solo necesitarás tener cuidado con dos situaciones que se pueden dar en ellas:

- Productos cortados: consulta en la tienda en qué condiciones se cortan y envasan estos productos. Los que encuentres en los supermercados se preparan en líneas de producción industriales (como los champiñones laminados) o en espacios con unas buenas medidas de seguridad alimentaria (como el melón o la sandía cortados). Ten especial cuidado con las bandejas de fruta preparada (sobre todo si no están etiquetadas ni refrigeradas) y con las ensaladas preparadas. Recuerda leer siempre el EPA de estos productos mínimamente manipulados.
- Venta de otros productos: en las fruterías de los barrios es fácil que se vendan otros productos de panadería, legumbres o encurtidos a granel. Observa dónde se sitúan estos productos y habla con el personal de la tienda si dudas de si su manipulación puede ser poco segura para ti. En general, suelen respetar las normas básicas de higiene y seguridad alimentaria, pero no está de más que lo compruebes.

Pescadería

También suelen ser lugares seguros. Pueden suponer un riesgo en caso de que haya productos elaborados, como rebozados, marinados o preparados (albóndigas, hamburguesas...). Si es así, confirma en qué lugar del local se elaboran estos productos, si sus ingredientes contienen gluten (pregunta expresamente por las marcas de los distintos productos, incluidas las especias), comprueba que haya una separación física en los expositores y verifica cómo se manipulan al servirlos.

Carnicería

En ellas, sí es mucho más frecuente la presencia de los productos elaborados como las hamburguesas, los rebozados o las albóndigas. De nuevo, infórmate sobre su contenido en gluten: te sorprenderá saber que, de un tiempo a esta parte, en las carnicerías de muchos supermercados, estos platos preparados no se hacen en el local, sino que se traen elaborados desde fuera, envasados y etiquetados... ¡Y sin gluten! Pregunta con confianza, es posible que te lleves una sorpresa muy grata.

Si finalmente no son sin gluten, asegúrate de que estén situados de manera separada de las carnes no procesadas, que sí podrías comprar con los cuidados adecuados: pídele al personal de la carnicería que se cambie los guantes, se lave las manos y el cuchillo con agua y jabón y que trabaje en tu pedido sobre el papel parafinado. Ten en cuenta una cosa: aunque una tabla de cortar de una carnicería es una superficie no porosa y que estará «limpia» (en tanto que se puede trabajar sobre ella), es posible que no lo esté en términos de su contenido en gluten si en ella se han depositado productos que sí lo contenían (como los elaborados o los embutidos).

Charcutería

Los cuidados de la carnicería se aplican perfectamente aquí también, con la salvedad de que la mayoría de los productos de las charcuterías son susceptibles de tener gluten. De los productos típicos de la charcutería, apenas son genéricos unos pocos que puedes consultar en mi listado, pero la mayoría de estos productos serán convencionales y, por lo tanto, debes comprobar que tengan la leyenda «sin gluten». Por otra parte, la manipulación que se hace en la charcutería requiere de un cuidado especial: además del lavado de manos y el cambio de guantes, es necesario que, si se va a lonchear el producto, la máquina de corte esté limpia y te adelanto que «limpia» significa «lavada con agua y jabón». Te sorprendería la naturalidad con la que el personal de las charcuterías incorpora estos cuidados cuando les avisas de que eres singlutenista (aunque hay excepciones, por supuesto). Sin embargo, si te da reparo o no quieres retrasar la cola de la tienda, siempre puedes encargar tu pedido para recogerlo al día siguiente. De esta manera, podrán prepararlo a primera hora de la mañana, cuando la máquina esté limpia. Por último, pide que desechen la primera loncha del corte que te van a ofrecer.

Hay muchas personas que, para no complicarse con estos cuidados, optan por comprar los productos envasados. Esto es especialmente útil para nuestro entorno, ya que solo se tiene que buscar el «sin gluten» en el envase. Sin embargo, hay personas para las que comprar el embutido o el queso recién cortados es todo un placer y prefieren invertir esfuerzos en ello.

En una ocasión, en un supermercado, fui a comprar queso en lonchas al corte. Cuando me identifiqué al charcutero como celíaca y le pregunté si, por favor, se podía lavar las manos y la máquina, antes de siquiera terminar de explicarme, ya se estaba quitando los guantes y lavando los utensilios con agua y jabón. Mientras se preparaba para hacer mi pedido, me explicaba con una gracia y una amabilidad maravillosas que por supuesto no era molestia alguna y que sencillamente era parte de su trabajo ofrecerles seguridad a sus clientes.

Yo no era clienta habitual de este establecimiento ni mucho menos y me pareció muy entrañable que dedicara todos esos cuidados a cualquier persona que pasara por allí. Soy consciente de que no siempre tenemos esta suerte y que incluso hay días en los que nosotras mismas no estamos con las energías de dar explicaciones, pero me gusta intentarlo siempre que puedo porque creo que estas pequeñas acciones nos hacen progresivamente más visibles con los criterios de seguridad que necesitamos y merecemos.

Tiendas de té y café a granel

Aunque nunca está de más comprobarlo en cada local, sería raro que en un molino de café se moliera algo distinto. De esta forma, puedes comprar café recién molido (¡y qué bien huele!) en cualquier tienda.

En cuanto a la venta de tés e infusiones, como hemos visto, podrías comprarlos a granel en cualquier tienda porque, en caso de contaminarse, el gluten no pasará a la bebida infusionada. Solo debes tener cuidado a la hora de prepararlo: compra sobres de papel desechables aptos para la infusión y respeta el tiempo indicado por el productor.

Tiendas de frutos secos, especias, legumbres, granos y harinas en general

Como has visto, en muchas tiendas evaluamos la situación y podemos pedir ciertos cuidados. Sin embargo, la cantidad de factores que entran en juego en este tipo de tiendas es tal que, aquí sí, tengo que decirte que no es seguro comprar a granel. Solo podríamos comprar con seguridad en tiendas cien por cien sin gluten. Además, ten en cuenta que muchas de estas tiendas ofrecen productos genéricos provenientes de la agricultura ecológica cuya etiqueta recoge un EPA con mucha más frecuencia que los genéricos convencionales. Este etiquetado lo puedes consultar en los productos envasados (¡te recomiendo que estés atenta a ellos!), pero muy difícilmente lo puedas ver en una tienda a granel.

Panaderías, pastelerías y obradores en general

Con estos locales hay que ser muy tajantes: no es posible elaborar productos sin gluten en obradores en los que se trabaja con harinas con gluten. La volatilidad de estos productos hace que siempre haya harina en suspensión que se puede depositar sobre los productos sin gluten. Incluso si dedicaran un día a estas elaboraciones, habría depósitos a lo largo de toda la jornada que producirían un contacto cruzado no apto para singlutenistas.

Ten mucho cuidado con esto, en especial cuando algún familiar o amigo te traiga dulces o productos de obradores mixtos. Es muy probable que se los hayan vendido como «sin gluten» cuando no lo son. La única manera de comprar algo sin gluten en un obrador con gluten es que se elabore en un lugar separado, con materias primas garantizadas sin gluten y se sirva en el local envasado y cerrado herméticamente. Y esto sí es más fácil que te lo encuentres: hay panaderías con gluten que traen productos sin gluten envasados de obradores especializados, con todas las garantías.

Quioscos y dispensadores de golosinas

En estas tiendas, se ven con mucha claridad todos los factores que comentábamos antes y muy especialmente lo accesible que está el producto para que cualquier cliente lo manipule. Comprar gominolas a granel es casi imposible en la mayoría de los casos. Sin embrago, hay algunos quioscos en los que la persona de la tienda puede sacarte los paquetes originales, sin manipular, y servirte de ellos. La alternativa más habitual es comprar golosinas envasadas que estén correctamente identificadas sin gluten.

«¿Todo esto me vale para los productos importados?»

Oficialmente, lo que dicen los reglamentos es que todo producto que se comercializa en España ha de seguir la normativa vigente aquí, de manera que deben cumplir con la misma declaración de alérgenos y los mismos límites de seguridad en cuanto al gluten se refiere. Sin embargo, si recuerdas, la clasificación de alimentos es un constructo de las asociaciones de cada región, lo cual supone que, por ejemplo, una mermelada que es genérica en España puede no serlo en Argentina. Si se importa esa mermelada argentina, para ser considerada apta para singlutenistas, deberá venir con su leyenda «sin TACC», que es la declaración que recoge la normativa allí.

Es difícil que conozcas estos pormenores de todos los productos importados, por lo que te recomiendo que estés atento y lo valores en cada caso.

«Suelo comprar por internet, ¿debo tener algún cuidado en especial?»

El reglamento de etiquetado recoge que la información ofrecida al consumidor a través del canal de venta debe ser la misma que la reflejada en el etiquetado del producto, a excepción del número de lote y la fecha de caducidad o de consumo preferente, que se pueden omitir. Esto significa que, si en una tienda de venta a distancia se identifica un producto como «sin gluten», esta declaración debe estar también en el etiquetado del producto. La realidad es que la aplicación de esta parte del reglamento presenta muchísimas irregularidades: nos encontramos con productos de los cuales no podemos consultar ni el listado de ingredientes, declaraciones voluntarias que luego no están reflejadas en el etiquetado y un sinfín de errores más.

Mientras esto se empieza a controlar más, te dejo con dos trucos que te pueden ser de mucha utilidad:

1. Consulta la información en los canales de venta que ofrecen las fotos reales de los productos por todas sus caras. Esto te permitirá hacerte una idea mucho más cercana de la información que contiene el etiquetado y hacer una compra mejor orientada.
2. Compruébalo todo sin falta en el producto que te llegue a casa. Es posible que, incluso en las páginas más transparentes, la información esté desactualizada.

Ten en cuenta que, en todo momento, hablo de canales de venta y no de la página web del fabricante. Aunque en ella también puedes encontrar información importante sobre sus productos, la verdaderamente vinculante es la que se refleja en el producto.

«SIENTO QUE NO PUEDO MÁS CON LA CARGA MENTAL DE ENCARGARME SIEMPRE YO DE LA COMPRA Y LA COCINA»

Es perfectamente comprensible. Estar pendientes de tantas cosas para averiguar si tu comida del día a día es segura para ti es agotador. Si, encima, esta responsabilidad recae solo sobre ti, es normal que, llegado un punto, te agobies y te canses.

En este sentido, no puedo más que recomendarte que involucres a tu entorno en el conocimiento y el desarrollo de estas habilidades. Las personas más cercanas y con las que compartes mucho más tu día a día pueden aprender a tu mismo ritmo: podéis compartir dudas y descubrimientos, hacer la compra juntas y desarrollar independencia en la lectura del etiquetado. Esto es especialmente importante cuando los singlutenistas son los más pequeños: es fundamental que desarrollen este aprendizaje desde el principio para que les resulte natural hacer la compra siguiendo estas indicaciones.

En cuanto a las personas con las que no compartes espacios con tanta frecuencia, pero sí necesitas que estén al tanto de ciertas cosas (como unos familiares a los que visitas de vez en cuando o una amiga que te invita a cenar a su casa), te pueden ser útiles tres recursos:

1. Ofréceles confianza: no intentes tomar las riendas de todo porque corres el riesgo de transmitirles que esto es demasiado difícil para que alguna vez lo logren entender y hacer bien. En cambio, si les das unas recomendaciones sencillas, irán aprendiendo poco a poco qué cosas son seguras para ti y esos serán sus puertos seguros a la hora de invitarte a su casa.
2. Presta tu ayuda: por supuesto, el punto anterior no quiere decir que te vayas a desentender. Ofrécete a que te manden un mensaje con las fotos de las cosas que van comprando o las dudas que tengan, antes de ponerse a cocinar o preparar cosas, para que puedas ir verificándolo todo.
3. Comparte curiosidades con ellos: durante todos estos años como singlutenista, he descubierto que los mensajes que más calan son los que se cuentan desde la curiosidad o mediante anécdotas.

En lugar de decir…	Prueba a contar…
«Cuando quieras hacer lentejas, tienes que cribarlas manualmente para quitarles los granos de trigo intrusos».	«No te lo vas a creer, ¿tú sabías que las lentejas vienen con granos de trigo intrusos? Ahí estoy cada vez que las preparo limpiándolas como ha hecho toda la vida mi abuela».
«En las carnicerías hay que pedir que se laven las manos y cambien los guantes».	«Ay, pues fui el otro día a la carnicería de la esquina y resulta que tienen cachopos y croquetas sin gluten, la hija es celíaca y lo elaboran todo sin gluten para todo el mundo. Es supercómodo porque en otras carnicerías, incluso cuando voy a comprar simplemente carne, me toca pedirles que se laven las manos y se cambien los guantes…».
«Acuérdate de fijarte cada vez si es sin gluten».	«El otro día casi la liamos en casa con un kétchup que antes ponía sin gluten y ahora ya no, ¡hay que estar con mil ojos y comprobarlo cada vez!».

¿Verdad que, en una conversación, estos mensajes se transmiten mucho mejor?

Tengo unos amigos vecinos que, desde que los conocí y supieron de mi celiaquía, me han cuidado muchísimo y siempre preparan platos que no necesitan adaptación alguna, solo requieren de cuidados con según qué ingredientes y con la manipulación. Siempre me llamaba la atención que, cuando íbamos a su casa, ponían una marca de patatas fritas poco frecuente, pero no le di más importancia hasta que, en una ocasión en la que nos invitaron de manera más improvisada, ella dijo: «Ay, pero no tenemos patatas de las de Dany». Yo me quedé extrañada y pregunté qué marca tenían: era una sin gluten, pero no se habían dado cuenta. Resulta que siempre las cogían en la sección «sin gluten» del supermercado (y de ahí que fuera una marca extraña que se vendía como «para celíacos») porque pensaban que las patatas de la sección de aperitivos tendrían gluten siempre.

Y es que es difícil que nuestro entorno conozca los pormenores de cada producto, si es genérico o no, pero siempre podemos darles referencias de marcas o lugares en los que comprar cosas sin gluten y que, además, estén ricas.

Quédate con esto:

1. Familiarízate con la clasificación de los alimentos en función de su contenido en gluten:
    a. Si un producto es genérico, con que no indique que tiene gluten o trazas de gluten, será suficiente para considerarse apto para singlutenistas.
    b. Si un producto no es genérico (es decir, es convencional o específico), busca la leyenda «sin gluten» en el etiquetado. Si no está, no puedes darlo por apto.
2. Busca el sello ELS en la avena, la cerveza y los productos con almidón de trigo.
3. Los productos cuyo etiquetado advierte que tienen o pueden tener trazas de gluten no son aptos para singlutenistas.
4. Basa tu alimentación en alimentos y productos sin gluten por naturaleza.
5. Los productos genéricos también son susceptibles de tener trazas de gluten, por lo que recuerda revisar el etiquetado precautorio de alérgenos (EPA), especialmente cuando cambies de marca y en los productos de la agricultura ecológica.
6. Revisa los productos que tienes en casa y desecha o regala todo aquello de lo que no tengas una garantía de que es sin gluten o de que no ha entrado en contacto con el gluten.
7. Evita el uso habitual de los productos cosméticos que tienen algún componente con gluten.

8. Confirma que los medicamentos que vayas a tomar por la vía oral sean sin gluten.
9. Ante la duda de si un producto tiene gluten o no, no lo comas.
10. La compra a granel tiene sus dificultades, pero hay situaciones en las que es posible hacerla con seguridad.
11. El cumplimiento del reglamento del etiquetado presenta más irregularidades en la compra por internet, por lo que, cuando utilices este medio, verifica la etiqueta de los productos cuando te lleguen.

COMER RICO Y CON SEGURIDAD

Una vez descifrado el etiquetado, el segundo gran pilar que condiciona nuestra dieta sin gluten es el contacto cruzado con gluten, el supervillano antes conocido como «contaminación cruzada». Es el proceso mediante el cual un producto o un alimento con gluten entra en contacto con uno que no lo tenía y, como consecuencia, lo deja inservible para un singlutenista. Este contacto puede producirse de dos formas:

- Directamente: por ejemplo, al caer migas de pan con gluten sobre un plato sin gluten, cuando alguien moja un pan de trigo en una salsa que era apta para singlutenistas o si pones unos picos tradicionales sobre un plato de jamón serrano.
- Indirectamente: se da al freír unas patatas en un aceite en el que antes se habían frito unas croquetas con gluten, si cortas un pan seguro para singlutenistas con un cuchillo con el que se había cortado uno no apto y sin lavarlo entre medias o al tostar tu pan sin gluten en una tostadora que se usa para pan con gluten.

Hay cuatro principios que nos ayudan a prevenir el contacto cruzado con gluten:

1. Divide, cierra e identifica: separa las cosas con gluten de aquellas que no lo contienen, consérvalas envasadas e identifícalas según su contenido en gluten.
2. Lava siempre con agua y jabón: esto se lo lleva todo. Si no se puede lavar con agua y jabón, es que no se puede «desglutenizar».
3. Evita los materiales porosos: salvo honrosas excepciones que veremos a continuación, la mayoría de los utensilios hechos con estos materiales (como la madera) no son seguros para las singlutenistas.
4. Duplica el utillaje de difícil limpieza: aunque no sean porosos, en algunos materiales pueden quedar restos de comida y, con ello, de gluten.

Ten en cuenta que todo contacto cruzado es irreversible a menos que se pueda lavar bien con agua y jabón: por ejemplo, tras cortar un pan con gluten podemos lavar el cuchillo y cortar el pan sin gluten con seguridad; sin embargo, por mucho que lavemos una tabla de madera, no podremos «desglutenizarla». Por lo tanto, todos nuestros esfuerzos se centrarán en la prevención del contacto cruzado para evitar riesgos o que te quedes sin comer.

Es importante que seamos conscientes de todos aquellos contactos que son un riesgo, pero también de cuándo no es necesario preocuparse de más. Esto nos ayuda a quedarnos tranquilas con que las medidas que estamos llevando a cabo son suficientes.

«LOS PRODUCTOS SIN GLUTEN DEL SUPERMERCADO NO ESTÁN SEPARADOS, ¿ES SEGURO?»

Hay tiendas en las que puedes encontrar los productos específicos sin gluten en una sección separada, lo cual no atiende a una necesidad de seguridad alimentaria, sino que es una cuestión de comodidad. Aunque no es frecuente, es posible que, por error, te encuentres en este lineal algún producto que sí contiene gluten. Si es así, te agradecería que lo pusieras en conocimiento del personal de la tienda para que puedan corregirlo y evitar confusiones a las demás clientas. En otros locales, puedes encontrar los productos específicos mezclados con sus equivalentes con gluten. Además, en ambos casos hay alimentos convencionales garantizados sin gluten en todas las secciones de un supermercado.

En general, puedes quedarte tranquilo a la hora de hacer la compra, ya que el envasado de los productos evita su contaminación. Salvo que ocurra algún problema, como que un paquete de harina con gluten se derrame sobre tu compra, no necesitas lavar los envases de tu comida.

Algunos alimentos que se venden sin envasar, como las frutas y las verduras, no deben preocuparte tampoco. En caso de que ocurra algún accidente con ellas (de nuevo, como la harina de trigo derramada) es posible que lavarlo con agua no sea suficiente porque se adherirá todavía más. Si esto sucede, dado que no puedes lavar la fruta y la verdura con agua y jabón, no te quedará otra que evitarlas.

«LA CINTA TRANSPORTADORA DE LA CAJA DEL SUPERMERCADO ESTÁ LLENA DE HARINA O DE MIGAS DE PAN, ¿PUEDE SUPONER UN PELIGRO?»

Siempre que surge esta cuestión hago la misma analogía: si en lugar de ser harina de trigo fueran restos de lavavajillas que se ha derramado, ¿qué harías? Las superficies sobre las que ponemos nuestra compra se espera que estén limpias, así que, si te encuentras en esta situación, te invito a que, con amabilidad y total naturalidad, señales que la cinta está sucia y pidas que, por favor, la limpien antes de poner tu compra sobre ella. En mi opinión, no deberíamos normalizar estar evitando que nuestra compra se ensucie o tener que llegar a casa y pasarles un trapo enjabonado a nuestros paquetes para limpiarlos.

> En un supermercado que no separaba los productos en sus lineales en función de su contenido en gluten, observé que las estanterías de las harinas estaban llenas de harina de trigo. Por algún motivo que desconozco, los paquetes de estas harinas no suelen ser estancos y es fácil que haya restos alrededor. Los paquetes sin gluten sí están cerrados herméticamente y el interior no corre peligro de sufrir un contacto cruzado con gluten, pero ¿es de recibo que la compra esté sucia por los restos de otros productos? Además, para mí, como celíaca, esto «solo» es una molestia porque podría limpiar los paquetes, pero para una persona alérgica al trigo por contacto o por inhalación esto supone un peligro grave.
>
> Hasta en tres ocasiones advertí al personal de la tienda del riesgo que supone esto (más allá de que las cosas estaban, sencillamente, sucias) y no hubo manera de que pusieran medios para solucionarlo. La cuarta vez pedí, directamente, una hoja de reclamaciones y, sin llegar a formalizarla, ya se pusieron manos a la obra para solucionar la situación. Limpiaron la estantería y pusieron las harinas con gluten en la parte inferior y las sin gluten en la superior, de tal manera que los posibles derrames cayeran al suelo y no ensuciaran todos los productos.

«¿Cómo puedo organizar mi cocina?»

Como introducíamos antes, hay unos principios que te pueden facilitar mucho la gestión de las comidas en casa y ahora vamos a centrarnos en ellos: separa, envasa e identifica la comida de tu casa. Además de por una mera cuestión de higiene y conservación de los alimentos, una buena organización de la cocina es una gran ayuda para liberar la carga mental que supone estar pendiente constantemente de la gestión de los alimentos.

Veamos cómo lo podemos llevar a cabo en los distintos modelos de convivencia, pero, antes, déjame puntualizar una cuestión: muchas de las cosas que comentaremos a continuación tienen que ver con unas medidas de higiene básicas y no vamos a perder de vista que hay hogares en los que no se respetan ni unos mínimos. A veces, antes de hablar de gluten, toca empezar por la seguridad alimentaria.

Si no compartes piso con nadie que coma gluten

Aunque es sencillo y evidente, creo que es conveniente explicitar que, en este caso, lo más fácil es que toda tu casa sea singlutenista. Incluso, si te visita alguien que puede comer gluten, mi recomendación es que evites, en la medida de lo posible, que traiga comida con gluten. Para ello, lo mejor que puedes hacer es ofrecer alimentos y opciones sin gluten que estén ricas para todos. Aunque lo detallaremos más adelante, por suerte hoy en día tenemos más que superado este tema y encontramos productos que, a pesar de ser diferentes, están ricos.

No quiero dejar de puntualizar aquí que por supuesto que es perfectamente razonable que no quieras que entre gluten en tu casa y estás en todo tu derecho de que se respete. De la misma forma, hay personas que sí quieren tener algo con gluten para cuando tengan visitas y eso también es respetable.

Si compartes tus comidas con alguien que come gluten

Si tú eres la singlutenista y es tu pareja la no celíaca, o si tu hijo es celíaco pero los demás podéis comer gluten, debes saber que es posible convivir con unos cuidados.

Durante muchos años hemos relegado los productos sin gluten a un rincón de la cocina. Sin embargo, en el día a día resulta mucho más práctico hacer todo lo contrario: la cocina puede ser sin gluten para todos salvo por un rincón en el que están los productos que sí lo contienen. Si lo piensas, tiene mucho sentido: ¿para qué tener especias con gluten y sin gluten, si las especias no necesitan ningún gluten? ¿Para qué comprar unas pastillas de caldo o un queso rallado no aptos habiendo equivalentes sin gluten aptos para todos? Si nos acostumbramos a que el grueso de lo que hay en la cocina es sin gluten para todos, será mucho más fácil cocinar sin riesgos y ponernos en el modo «voy a coger algo con gluten» cuando acudamos al cajón o al armario en los que guardamos las cosas que sí lo contienen: los panes, pastas y galletas tradicionales, una marca de chocolate específica que no tiene un equivalente sin gluten o unos helados de tipo sándwich.

Por su volatilidad, hay algunos productos con gluten cuya presencia sí procuramos evitar en la cocina diaria de un singlutenista: el pan rallado y las harinas con gluten. De esta manera, se pueden hacer los empanados con pan rallado sin gluten o con copos de puré instantáneos y puedes espesar las salsas, rebozar y enharinar con harinas de arroz, garbanzo o maíz, dependiendo del acabado que necesites.

Para ello, establece un cajón del congelador, un espacio en la nevera y un compartimento en la despensa en los que guardar siempre todo aquello que tenga gluten y el resto de la cocina será segura para los singlutenistas. Idealmente, estos espacios deben situarse en la parte inferior para que, en el caso de que haya derrames o escapes, no caigan sobre la comida sin gluten. En todo caso, como ya hemos visto, cuida que todo esté muy bien envasado e identificado. Para ello, utiliza recipientes y bolsas con cierres herméticos y pinzas que minimicen los riesgos. Recuerda lavarlos siempre con agua y jabón después de su uso.

Si tu cocina es muy pequeña y no hay suficientes armarios o cajones para que alguno de ellos sea exclusivo con gluten, puedes guardar estos alimentos en una caja grande de plástico con tapa en algún espacio separado del resto. Así, a la hora de cocinar, se podrá hacer todo sin gluten para todo el mundo sin tener que estar muy pendientes de no cometer errores.

Álvaro es celíaco y vive con su mujer y sus dos hijas no celíacas. Las dos pequeñas tienen predisposición genética compatible con la enfermedad celíaca, por lo que, para que se las pueda diagnosticar correctamente en caso de que alguna vez la desarrollen, necesitan seguir consumiendo gluten con regularidad. Tanto para minimizar los riesgos para Álvaro como para facilitar la logística alimentaria en casa, la comida de base es sin gluten para todos y las niñas incluyen su ración de gluten habitual en el desayuno, en el almuerzo que se llevan al colegio y cuando salen a comer fuera de casa. De esta manera, ellas desayunan tostadas, granola, cereales o galletas con gluten y se llevan al colegio un sándwich con pan de trigo. Tienen una tostadora separada para las chicas de la casa y Álvaro y su mujer les preparan los bocadillos con cuidado de no contaminar los ingredientes sin gluten comunes (como el hummus, el queso o el jamón que les ponen de relleno).

Si compartes casa con personas que comen gluten, pero no las comidas

Bien porque tengas compañeros de piso o porque no coincidan tus horarios y gustos con los de tu familia, cada vez es más frecuente esta situación en la que tus comidas solo dependen de ti y son independientes de las del resto de tus convivientes. En este caso, tiene mucho más sentido que tengas tu armario en la cocina, tu balda en la nevera y tu cajón en el congelador.

El mayor cuidado que necesitas tener aquí es con la limpieza en la cocina. Más adelante veremos qué utensilios podrás compartir y cuáles los necesitas de uso exclusivo para ti, pero, a la hora de cocinar, es importante que la cocina esté limpia. Por supuesto, esto es más que recomendable para cualquier persona. Sin embargo, si bien la falta de higiene en la convivencia puede suponer un problema de fricción importante, cuando tu salud depende de ello por una patología, el peso se hace incluso mayor.

He tenido compañeros de piso durante varios años y, como singlutenista, conozco de primera mano lo difícil que puede hacerse la convivencia cuando los estándares de ciertas cuestiones no son los mismos para todos.

Durante un tiempo, tuve una compañera que, aunque recogía lo que había usado para cocinar y comer y lo metía todo en el lavavajillas, siempre, infaliblemente, dejaba la encimera y la mesa con migas de pan. Esto suponía que, cada vez que yo tuviera que cocinar, me tocaba limpiar las superficies antes y después. Esto puedes hacerlo de vez en cuando porque a todos se nos puede pasar algo por alto, pero cuando, a diario, cargas con las tareas de otra persona (en este caso, la de dejar las cosas limpias tras usarlas), la situación se vuelve insostenible.

Independientemente de su enfermedad, nadie se merece responsabilizarse de los descuidos de sus convivientes adultos. Te animo a que, si te encuentras en esta situación, lo abordes con tranquilidad y amabilidad, pero también con la seguridad de que no estás pidiendo nada descabellado.

Si quien tiene estos descuidos sistemáticos es alguno de los menores de la casa, es el momento perfecto de educar en estas cuestiones de manera adecuada a su edad para que, en el futuro, puedan hacerse cargo de sus responsabilidades propias de la convivencia.

Cuando visitas habitualmente a otra persona

Aunque, por supuesto, no vas a cambiar la organización de toda cocina a la que vayas, sí es importante ver cómo se puede facilitar la gestión de tus comidas cuando vas de forma habitual a la casa de otra persona, como a la de tu pareja o a la de algún familiar.

Es importante que, en este sentido, nuestras acciones no resulten invasivas, pero sí reflejen que en todas las cocinas hay alimentos por naturaleza sin gluten y productos que no necesitan tenerlo. El mejor ejemplo de ello son las especias: aunque hace años era muy difícil conseguir productos como el curri o el comino sin gluten, hoy en día sí están disponibles en el mercado. Así, en aquellas casas que frecuentes, se pueden comprar todas las especias de base sin gluten para que haya un riesgo menor de cometer errores cuando comas allí.

Ten cuidado con los ingredientes o productos sin gluten que se utilizan habitualmente en una cocina y que se pueden contaminar dependiendo de las dinámicas de cada persona a la hora de cocinar. Este ejemplo te será muy útil para extrapolarlo, también, a otros alimentos: la mayoría de nosotros tiene un salero en la cocina en el que mete la mano a la hora de cocinar. Si estamos cocinando con gluten, este salero puede quedarse contaminado, por lo que puede ser muy práctico tener un bote de sal separado que es el que se usa cuando un singlutenista viene a casa a comer. Suele pasar lo mismo con el azúcar: si estás preparando un bizcocho con gluten, es fácil que uses la misma cuchara para sacar la harina de trigo de su paquete y, luego, el azúcar del suyo. De esta forma, el paquete de azúcar quedará con restos de gluten y no sería seguro usarlo para una singlutenista. Como no vamos a cambiar por completo las dinámicas de cómo nuestros seres queridos cocinan en su día a día, podemos tener aparte un recipiente con azúcar bien cerrado e identificado como «sin contaminar».

Aquí sí puede ser más práctico tener un rincón sin gluten que incluya no solo algunos productos específicos que suelas consumir (como unas galletas, unos picos o algo de pan sin gluten), sino, también, ciertos utensilios. Aunque más adelante veremos que hay muchos de ellos que no necesitas que sean de uso exclusivo sin gluten, tener algunas cosas separadas ayudará a ser más conscientes de que se está cocinando sin gluten. Así, cuando, por ejemplo, tu abuela use la tabla de cortar y la espátula de cocina azules, sabrá que está preparando algo para ti y puede estar más atenta para evitar errores.

El congelador es uno de los lugares de los que menos conscientes somos de que pueden suponer un problema para un singlutenista. Con frecuencia se congelan panes o rebozados sin cerrar bien los recipientes, de tal manera que queden restos de migas o de pan rallado por los cajones. También guardamos en el congelador cubitos de hielo que no deberían suponer un problema, bien sea en cubiteras o en bolsas de cubitos más grandes.

En una ocasión estaba en la casa de un amigo y fui a coger un cubito de hielo para ponérmelo en un refresco y me encontré con ese panorama: la bolsa de los hielos estaba junto a la de panes y había migas por todas partes. Cuando le expliqué que tenía que bajar a comprar más hielos me miró con extrañeza, pero, al mostrarle el cajón, entendió cuál era el problema. Desde ese momento, todo aquello que pudiera tener gluten lo guardó en los dos cajones inferiores y el hielo y otras cosas por naturaleza sin gluten se quedaron en el cajón superior.

Además, envasar correctamente la comida es algo de lo que se beneficia cualquier persona, tanto para mejorar su conservación como para que mantenga las propiedades organolépticas. Por ejemplo, en el congelador, un envasado inadecuado ayuda a que se forme escarcha, se quemen los alimentos y luego no estén tan ricos.

«YA QUE ES MÁS SENCILLO, ¿PUEDE COMER TODA LA FAMILIA SIN GLUTEN?»

Favorecer la logística alimentaria y facilitar la gestión de las comidas es algo que ayudará muchísimo a que cada familia viva con más tranquilidad y menos carga mental en torno a la comida. Sin embargo, hay dos cosas que conviene tener en cuenta cuando nos planteamos este escenario:

1. Dado que los familiares de primer grado de una persona singlutenista son grupo de riesgo de la enfermedad celíaca,

para poder detectarlos y diagnosticarlos es necesario que hagan un consumo normal de gluten. Si se retirase por completo de su día a día, esto podría complicar mucho un diagnóstico certero, con las consecuencias que tendría.
2. La realidad es que vivimos en un mundo con gluten y necesitamos aprender a convivir con él. Si creamos una burbuja sin gluten, no seremos conscientes de las distintas maneras en las que se puede producir un contacto cruzado con gluten para desarrollar las habilidades en torno a su prevención.

Por todo ello, suele ser muy práctico encontrar un modelo mixto en el que las comidas comunes sean sin gluten para todos y que las personas que pueden y necesitan comer gluten lo hagan en los momentos más sencillos, que suelen ser los desayunos y las colaciones. También puede ser útil que acompañen sus comidas con pan con gluten con todos los cuidados que veremos más adelante, aunque este modelo puede ser necesario evitarlo cuando quienes comen gluten son niños pequeños que todavía están aprendiendo a no repartir migas por toda la mesa.

«¿CON QUÉ UTENSILIOS PUEDO COCINAR Y COMER?»

Si me tengo que quedar con un solo consejo es este: evita la madera. Los utensilios de este material, como las tablas y las cucharas que se usan habitualmente en la cocina, son porosos, lo cual favorece que queden restos de gluten (y de cualquier cosa) en las vetas. De hecho, es un material que está prohibido en la industria alimentaria porque no es higiénico. En su lugar, te recomiendo utilizar menaje de cocina metálico, cerámico, de plástico duro (como las tablas de polietileno o de polipropileno de alta densidad), de silicona o de vidrio.

Quédate con esta idea principal también a la hora de pensar en comer fuera de casa. Por ejemplo, si la singlutenista es tu hija pequeña y va a comer en la casa de una amiga, transmítele a su familia aspectos sencillos como este. Volveremos a ello cuando hablemos de la vida social, en el próximo capítulo.

Además, algunos de estos utensilios y pequeños electrodomésticos, aunque sean de materiales no porosos, según su diseño pueden ser difíciles de limpiar bien. A continuación, veamos en detalle qué utensilios y electrodomésticos puedes compartir y cuáles no. Por supuesto, partimos de la base de que todo debe estar limpio, como necesita estarlo para cualquier persona que los utilice para comer y cocinar.

Qué puedes compartir	Qué no puedes compartir
Fuentes, platos, vasos, tazas y cubiertos.	Palillos de fibras naturales.
Cuchillos de cocinar.	Ten cuidado con el uso que se les da a los cuchillos: es muy frecuente que el cuchillo del pan no se lave después de cada uso.
Ollas, sartenes y planchas.	
Cucharones y espátulas de plástico, metal o silicona.	Espátulas de madera.
Tablas de cortar de plástico de alta densidad o cerámicos.	Tablas de cortar de madera.
Horno razonablemente limpio y sin activar la función de ventilador.	Hornos con la función de ventilador activada, freidoras de aire y panificadoras.
Bandejas, moldes y rejillas del horno limpios.	Con frecuencia, las bandejas y rejillas del horno no se lavan después de cada uso e incluso quedan restos de grasa en ellos.

Freidora lavada y con aceite nuevo.	Freidora con aceite en el que se ha hecho algo con gluten.
Microondas limpio y con la comida tapada.	
Robot de cocina y olla de cocción lenta que se pueden desmontar para lavarlos con agua y jabón (tapa, juntas, recipiente…).	
Batidora de vaso americano desmontable.	Batidora de varillas, amasadora de pie y batidora de brazo: dependiendo del diseño y el accesorio, se quedan restos de harina en el interior.
Coladores de malla o agujeros grandes en los que no queden restos.	Coladores de malla o agujeros pequeños de difícil limpieza.
Parrillas que pueden limpiarse bien después de cada uso.	Parrillas que no se pueden limpiar bien después de cada uso o de uso compartido, como en un apartamento de verano.
Gofrera, sandwichera y otros pequeños electrodomésticos de placas que se puedan sacar y lavar perfectamente.	Pequeños electrodomésticos que no se pueden limpiar bien o en cuyas juntas pueden quedar restos de comida.
Tostadora usando bolsas reutilizables que evitan el contacto cruzado.	Tostadora de difícil limpieza, como las verticales.
	Máquina de hacer pasta fresca.
	Panera de fibra natural.

«¿TENGO QUE DUPLICAR TODO LO QUE TENGO EN MI COCINA?»

Con el listado anterior, te puedes imaginar que no es necesario que dupliques todos los utensilios y electrodomésticos de tu cocina. Es una creencia bastante común que, al llegar al mundo singlutenista, hay que comprarse un horno nuevo o cambiar todos los utensilios, y nada más lejos de la realidad. Además, es importante que tengas presente estas cuestiones para saber cómo comer con seguridad en la casa de otras personas: como ves, es más que factible.

«¿Qué cuidados debo tener con el horno?»

Este electrodoméstico genera bastantes dudas, así que vamos a ver de manera detallada cómo trabajar con tu horno si no es nuevo:

1. No cocines algo con gluten y otra cosa sin gluten a la vez. Prepara primero lo que sea apto para singlutenistas para prevenir los riesgos.
2. Evita el uso de la función de ventilador o, lo que es lo mismo, de la cocina por convección: este modo de horneado pone en movimiento los restos que pueda haber por el horno (incluidos restos de harina o migas), que pueden contaminar tu comida. Este es el motivo principal por el que, por ahora, consideramos que las freidoras de aire deben ser de uso exclusivo sin gluten: si lo piensas, son como un horno pequeño que solo funciona con ventilador.
3. No hay manera de saber si con una limpieza por pirólisis se quedará «desglutenizado» por completo: es posible que haya restos en la parte de detrás del ventilador del horno, de tal modo que, al activarlo, ponga en movimiento y se deposite sobre el plato sin gluten.
4. Tampoco podemos saber cuánto tiempo o cuántas limpiezas tienen que pasar desde que se usó para algo con gluten hasta considerar que ya no puede quedar el más mínimo rastro y que lo puedas usar como si nunca hubiera entrado

gluten en él. Lamentablemente (y en este capítulo veremos varios ejemplos de ello), en el mundo singlutenista hay cosas que no podemos medir.

«¿CÓMO COCINO SIN CONTAMINAR LA COMIDA CON GLUTEN?»

Ante todo, si puedes hacerlo todo sin gluten para todo el mundo, es probable que te ahorres muchos dolores de cabeza. Piensa en la cantidad de comidas que pueden formar parte de nuestro día a día y de las ocasiones especiales que no necesitan ningún gluten y priorízalas. De hecho, incluye aquellas que puedan requerir una adaptación, pero que resulte sencilla: por ejemplo, aunque tengas que usar pasta sin gluten, puedes hacer perfectamente lasaña o canelones aptos para singlutenistas sin tener que preparar otra fuente con gluten.

Si, por el motivo que sea esto no es posible, siempre intentaremos cocinar primero el plato sin gluten y haremos todo lo posible para que el gluten no salga de su rincón hasta el último momento. Una vez terminada la comida singlutenista, podemos separarla y protegerla (por ejemplo, tapándola con un plástico desechable) y terminar de preparar lo demás. Así, si vamos a preparar una pasta boloñesa y no es factible que sea sin gluten para todos, prepara la salsa en común y, después y por orden, la pasta sin gluten y la pasta con gluten. Ya que la apta va a quedarse tapada y esperando unos minutos, puede ser una buena idea dejarla un poco al dente para luego calentarla un poquito sin que se pase.

En caso de que esto sea imposible y haya que preparar simultáneamente el plato sin gluten y el que sí lo contiene, es importantísimo que estés muy atento a cada procedimiento, separes muy bien los espacios de trabajo, diferencies los utensilios y tengas mucho cuidado con los derrames y las salpicaduras. Ten en cuenta que, si tocas algo con gluten, debes lavarte las manos con agua y jabón antes de seguir cocinando sin gluten.

Vamos a ver los puntos de mayor riesgo de contacto cruzado en la cocina y trucos prácticos que te pueden ser de utilidad para sortearlo:

1. Evita los saleros en los que se puede meter la mano y utiliza uno con dosificador.
2. Identifica con códigos de colores los ingredientes, recipientes y utensilios en función de si los estás utilizando para cocinar sin gluten (azul) o con gluten (rojo).
3. Ten presentes los productos abiertos en los que se puede haber introducido gluten en algún momento: un envase de azúcar o de almidón de maíz en el que se haya metido una cuchara que se estaba usando con harina de trigo, un queso de untar, una mermelada o una crema de cacao en los que se haya empleado un cuchillo proveniente de una tostada con gluten, un paquete de arroz que está en el mismo armario que uno de harina de trigo, etc. Identifícalos con tu código de colores y, si es necesario, abre paquetes nuevos para las singlutenistas.
4. Para cocinar sin gluten, puedes reutilizar el aceite si no se ha cocinado nada con gluten en él. En general y especialmente fuera de casa, es mucho más práctico usar aceite nuevo siempre.
5. No pases ingredientes, platos o utensilios con gluten por encima de los platos sin gluten.
6. Cocina con atención plena, ya que las distracciones disparan el riesgo de que se produzca un error humano.

Por último, recuerda que, si tu interés de ofrecer una opción con gluten reside en que algún miembro de la familia requiere mantenerlo en su dieta y se os complica mucho, siempre puede incluirlo en otros momentos del día en los que no compartáis mesa.

«La he liado y he contaminado un plato, ¿qué hago ahora?»

Aunque puede resultar frustrante, una vez que una comida ha entrado en contacto con el gluten, no se puede revertir y, por lo tanto, no es apto para singlutenistas. Entonces, toca buscar una alternativa y seguir adelante. Lo más importante en este punto es detectar dónde se ha producido el error, cuáles fueron las causas que lo motivaron y aprender de ello. Con frecuencia, esto funciona como un toque de atención de que nos estamos relajando o que hay algún concepto respecto a la dieta que se nos puede estar escapando. Si notas que es tu caso, te recomiendo que lo revises en la consulta dietética singlutenista para encontrar la mejor manera de prevenir estas situaciones.

Mar estaba acostumbradísima a recibir a su nuera celíaca en su casa. Cada domingo, preparaba una paella y una ensalada con todos los cuidados posibles y se sentaba a su lado en la mesa. Mar tenía una gran consciencia del problema y era muy prudente en la mesa.

En una ocasión, hubo más invitados a la paella de domingo y Mar, que necesitó estar pendiente de otras muchas cosas, usó un azafrán que no era sin gluten. Nadie reparó en ello hasta la hora de comer y, en ese momento, solo se pudo preparar una tortilla francesa para su nuera. Por supuesto, ella lo entendió perfectamente y agradeció, en todo caso, poder compartir la ocasión con todos los demás, aunque, por una vez, le tocara comer diferente.

«No sé si he podido cometer un error al cocinar»

Uno de los principios de la dieta sin gluten es que, ante la duda, no se come. Si no tienes claro si ha podido haber un contacto cruzado con gluten, es mejor que no te arriesgues y prepares otro plato que sepas que es seguro. Puede resultar engorroso o incómodo, pero esto es preferible a que consumas gluten.

«Si solo se quita el gluten lavando con agua y jabón, ¿por qué es seguro comer lentejas a las que les retiramos los granos de trigo, pero solo las lavamos con agua?»

El gluten se encuentra contenido dentro del grano de trigo, de tal manera que podemos retirar estos granos sin que haya un riesgo razonable de que se produzca un contacto cruzado con gluten. Recuerda que, para que esto sea válido, el trigo se debe presentar en grano (y no en forma de harina o de migas de pan), sin haberlo puesto a remojo y en crudo, ya que remojarlo o cocinarlo «liberaría» el gluten del interior del grano.

«¿Puedo usar el mismo estropajo, bayeta y trapo de cocina?»

Aunque necesitamos evitar los materiales de cocina que sean porosos y estos lo son, nos encontramos ante una excepción por una razón muy sencilla: utilizamos los estropajos y las bayetas para limpiar y no para cocinar o comer. Esto nos permite utilizarlos con agua y jabón, que se lo llevan todo y no dejan restos en los utensilios que utilizamos para comer. Para ello, lo que necesitas es cuidar este enjabonado. Es decir, no es suficiente con retirar las migas de una encimera con una bayeta humedecida, sino que debes enjabonarla y luego, ya sí, aclararla. Esto puedes hacerlo de una forma muy sencilla limpiando la encimera con el estropajo con detergente y, luego retirándolo todo con la bayeta húmeda hasta que no queden restos. Además, todas las personas (independientemente de si somos singlutenistas o no) deberíamos lavar con agua y jabón estos utensilios al final de su uso, para que queden limpios y no acumulen microorganismos.

Ya que hablamos de la limpieza de los utensilios, no está de más puntualizar aquí que no necesitas poner un lavavajillas con platos con gluten y otro sin gluten: puede lavarse todo junto, ya que, una vez más, el jabón se lo lleva todo.

En cuanto al trapo de cocina en el que solemos secarnos las manos, sí es necesario ver qué uso hacéis de él en casa. Es fácil que pensemos que nos secamos las manos en él tras lavárnoslas con agua y jabón o que lo utilizamos para secar un vaso que está limpio. Sin embargo, hay personas que lo usan para quitar esas migas de la encimera sin lavarla primero y que pueden dejar en él algunos restos de comida. Es posible que no sea viable cambiar estas dinámicas y tenga más sentido tener un trapo aparte para las personas singlutenistas. Una forma muy sencilla de hacerlo es con el mismo código de colores que venimos planteando durante este capítulo: pon trapos azules singlutenistas. Esto será especialmente interesante cuando vayas a la casa de algún amigo o familiar, y recuerda comentárselo cuando le hables de los cuidados básicos a la hora de cocinar.

Por último, hay personas que prefieren utilizar papel desechable de cocina para secarlo todo. Puede ser un recurso muy práctico en momentos puntuales en los que no hay alternativa, pero es un desperdicio muy grande ecológica y económicamente y la situación puede solucionarse siempre con un trapo limpio.

Hay otro tejido muy importante en la cocina: la ropa. Es obvio que no tenemos que cambiarnos de ropa para cocinar sin gluten, pero piensa en ese delantal en el que te limpias las manos casi instintivamente mientras estás cocinando. ¿Es posible que ahí haya restos? ¿Y que tus manos no queden del todo limpias porque no te las estás lavando con agua y jabón? Con mucha frecuencia, usamos el delantal una y otra vez hasta que consideramos que ya está lo bastante sucio como para echarlo a lavar, pero eso no significa que esté limpio y, mucho menos, sin gluten. Si es tu caso o el de alguien a cuya casa vayas a comer, tenlo presente.

> Cuando me diagnosticaron celiaquía, compartía piso con tres personas más. En una ocasión, la prima de uno de ellos estaba de visita en casa y observé horrorizada cómo sacaba su pan del horno con el trapo en el que todos nos secábamos las manos y lo dejaba lleno de migas. En ese momento, fui consciente de que no todas las personas usamos las cosas de la misma manera y era inviable que todos se acomodaran hasta ese punto, así que me hice con unos trapos azules (que, por cierto, todavía conservo), los puse separados del resto y, desde entonces, mis compañeros no usaron nada que fuera azul.

«¿POR QUÉ SABE TAN MAL LA COMIDA SIN GLUTEN?»

Los singlutenistas tenemos colgado este sambenito, no sin razón, porque hace apenas diez años no existían muchas cosas sin gluten con una calidad organoléptica adecuada. Durante mucho tiempo, comíamos panes que se desmigaban con mirarlos, que se salvaban mínimamente tostándolos y que eran aún más pequeños de los actuales (que, por alguna razón, en su mayoría siguen sin tener un tamaño «normal»). Sin embargo, el mundo singlutenista ha avanzado mucho en este sentido y sería injusto no reconocerlo.

Este prejuicio provoca un estigma enorme. Todavía se escuchan expresiones como «para ser sin gluten, está muy rico», cosa que, personalmente y con alguna excepción, considero que está más que superada. Por esta creencia de que la comida sin gluten no está tan rica se producen dos efectos que a mí me parecen bastante graves:

1. Hay singlutenistas que sufren muchísimo ante la imposibilidad de seguir comiendo ciertas cosas y que incluso cometen transgresiones voluntarias en la dieta debido a ello.

Y si bien es cierto que puede llevarte algunos intentos descubrir aquello que te gusta, recuerda lo que me dijo mi hermano con el diagnóstico: da comienzo la era de los descubrimientos culinarios.
2. Hay personas no singlutenistas que rehúyen los restaurantes con opciones seguras para nosotros hasta el punto de que fuerzan a la celíaca o sensible a ir a otro que consideren «normal» aún a riesgo de contaminarse. Esto carece de todo sentido no solo por lo egoísta de la actitud, sino porque ni siquiera era una realidad cuando todavía no había tantas cosas ricas sin gluten. En el próximo capítulo, hablaremos un poco más en detalle de las opciones de restaurantes que tenemos.

En todo esto, no debemos perder de vista que hay infinidad de recetas y platos deliciosos que son sin gluten por naturaleza y que, para ser aptos, solo requieren de ciertos cuidados en la elaboración y a la hora de elegir la marca de según qué ingredientes. Todos estos platos, en casa o en un restaurante, pueden ser sin gluten para todos sin renunciar a la calidad.

Por otra parte, el gluten tiene una función muy importante en las masas panificables y es la de conferirles estructura y elasticidad. Cuando las hacemos sin gluten, necesitamos ingeniárnoslas para sustituirlo y aquí es cierto que reside la dificultad. Sin embargo, hoy en día hacemos todo tipo de masas sin gluten deliciosas, incluidos los dulces típicos de ciertas fechas como la mona de Pascua, el roscón de Reyes o el *panettone*.

Ahora bien, si no tienes el tiempo, la paciencia o los recursos para hacer estas recetas o sencillamente no te gusta tanto cocinar, te toca investigar marcas y obradores que hagan estas elaboraciones de buena calidad. A pesar de que todavía es posible que te encuentres con productos en el mercado que no estén a la altura, hoy en día existen opciones riquísimas, solo tienes que localizarlas.

El 1 de diciembre de 2015, tras mucho trabajo de investigación y desarrollo, di con la receta de *panettone* perfecta. Unos años después, los *panettones* empezaron a llegar a los obradores artesanos sin gluten y hoy en día los encontramos en los supermercados cuando llega la Navidad. Obviamente, hay algunos más ricos que otros (en este dulce, la textura es fundamental) y nunca se podrá comparar una elaboración industrial a una artesana. Sin embargo, en la actualidad, una singlutenista puede compartir una mesa navideña no solo con turrón y peladillas, sino también con dulces como el *panettone*, el *pandoro* o el roscón de Reyes.

Muchas de nosotras habíamos renunciado a algo así con el diagnóstico y, por suerte, esto ya es una realidad.

«¿CÓMO COCINO RICO Y SIN GLUTEN?»

Se suele decir que la ciencia del pan es la paciencia y esto cobra aún más sentido en el mundo de las masas sin gluten. Si ya tenemos claro que hay muchísimos platos que se pueden preparar sin gluten para todos sin renunciar al sabor, vamos a ver qué podemos hacer si nos queremos meter en harina con los productos específicos sin gluten.

Ante todo, renuncia a la idea de que cambiando una harina de trigo por otra sin gluten vayas a tener exactamente el mismo resultado. Ten en cuenta que no solo pierdes la textura que el gluten les confiere a las masas (aunque hay algunas en las que, precisamente, es lo que menos nos interesa), sino que, además, cada harina tiene una composición distinta y, por lo tanto, se comporta de una manera diferente. Por eso, la primera regla para cocinar masas sin gluten es esta: utiliza recetas que estén probadas. Resulta muy frustrante dedicar tiempo, dinero e ilusión a cocinar algo y que salga mal. Para ello, hay varios recursos que pueden ayudarte a detectar las recetas falsas:

1. Comprueba que las fotos y los vídeos sean reales y no de catálogo o creadas por inteligencia artificial.
2. Desconfía de las recetas que indican, entre sus ingredientes, «harina sin gluten» pero no de qué tipo o que te proponen que, para hacerlas sin gluten, sustituyas la harina por una sin gluten. Pasa lo mismo con los preparados comerciales: cada fabricante tiene su propia fórmula y no siempre se puede sustituir por otra marca y tener los mismos resultados.
3. Comprueba que detrás de la página web o del perfil de la red social haya una persona real. Con mucha frecuencia, ciertos portales sirven de repositorios de recetas que no se han probado.
4. Busca la prueba social: comprueba si otras personas han hecho la misma receta con buenos resultados.

Hablar de todos los trucos de la cocina singlutenista requeriría otro libro, por lo que, por ahora, te recomiendo que, de manera progresiva, vayas recopilando recetas que probar hasta crear tu propio recetario. Para empezar, lo mejor será que las sigas al pie de la letra y, poco a poco, cuando te hayas familiarizado con los distintos ingredientes, podrás hacer tus variaciones con una mayor probabilidad de que el resultado sea bueno.

«¿CÓMO PUEDO COMPARTIR MESA SIN CONTAMINARME?»

Cómo preparemos cada mesa dependerá mucho de la ocasión y la compañía. Por ello, vamos a ver distintos escenarios y qué puede ser más práctico en cada caso.

En el día a día con la compañía de siempre

Procura hacer la comida de base sin gluten para todos. Así, te evitarás la duplicidad de procedimientos, ingredientes y utensilios. Esto permite, además, que a la hora de servir en la mesa y pasarse los platos no haya que tener ningún cuidado especial.

Si todo va a ser sin gluten, pero vais a servir pan con gluten en la mesa, la cosa cambia:

1. Sentad a la persona singlutenista en un extremo de la mesa e idealmente al lado de personas que sepan gestionar la situación.
2. Que el pan sea lo último en llegar a la mesa. Córtalo en un rincón de la cocina, sirve a cada comensal su ración de pan (en un plato o una servilleta, por ejemplo) y ofréceles más cuando lo necesiten, pero evitad que la panera vaya recorriendo toda la mesa. Si esa panera es imprescindible, que sea un bol grande del que no puedan caer migas.
3. En lo posible, servid la comida en la cocina y evitad los platos y fuentes en el centro de la mesa.
4. Si hay algún plato en el centro que vayáis a compartir, designad a una persona para que sirva con cuidado de no restregar los cubiertos sobre los platos de cada comensal. Es un buen momento para que te acostumbres a dejar caer la comida desde unos centímetros por encima del plato en lugar de restregar el cucharón por un plato que puede tener restos de gluten de quien esté comiendo con él.
5. Servid siempre primero a la singlutenista.
6. No comáis directamente del plato central: servíos siempre en el vuestro.
7. Que nadie moje su pan en la salsa del plato central: de nuevo, es importante que se sirva la salsa en su plato y ahí, ya sí, la disfrute como quiera.
8. Asegúrate de que quienes coman pan lo manejen con cui-

dado y no lo desmiguen a la hora de partirlo. Esto puede ser difícil sobre todo con los niños pequeños que todavía estén aprendiendo a tener cuidado en la mesa. Si es el caso, podéis trabajar en este aprendizaje con pan sin gluten para evitar riesgos en el proceso.

En el lugar de trabajo o estudios

En estas situaciones, juegas con la ventaja de que solo tú manipularás tu comida (aunque más adelante veremos qué cuidados debe tener la cocina del trabajo para ofrecerte una opción apta) y solo necesitas ocuparte del momento de la comida.

1. Si comes de táper, asegúrate de que el microondas esté razonablemente limpio y calienta tu comida con la tapa de la fiambrera puesta encima, aunque no cerrada de forma hermética para que se caliente mejor.
2. Cerciórate de que la mesa esté limpia.
3. Si en la oficina no se cuida una serie de medidas de higiene básicas, además de intentar promoverlas (porque, sencillamente, la higiene nos atañe a todos), puedes llevarte un salvamanteles individual sobre el que poner tu comida y tus cubiertos.
4. Siéntate en un extremo de la mesa para evitar que pasen cosas por encima de tu plato.
5. Apoya siempre tus cubiertos sobre tu plato, tu fiambrera o tu servilleta y nunca directamente sobre la mesa.
6. Si ves que necesitas darle un repaso a la mesa siempre, puedes llevar toallitas desechables, aunque lo ideal es que os acostumbréis todos a dejar la mesa limpia. En estas situaciones viene muy bien servir de ejemplo: que tus compañeros de trabajo vean cómo dejas el microondas limpio, cómo lavas con agua y jabón la zona en la que has comido y cómo dejas el estropajo y la bayeta lavados después de su uso.

En ocasiones especiales

Cómo os podáis organizar en estas ocasiones depende mucho de cuál sea la ocasión y el plan de comida. Veamos algunos ejemplos de cómo con naturalidad y amabilidad te lo puedes montar muy bien:

Cena de Nochevieja

Tanto si te reúnes con la familia como si lo haces con amigos, se puede diseñar con tiempo un menú sin gluten para todo el mundo. Incluso, puedes proponer panes, picos y tostaditas sin gluten que sepas que están ricos y que la mesa sea completamente segura. A la hora de los dulces, se puede ser un poco más flexible si ciertos productos no tienen una alternativa apta para ti, pero el resto de la noche puede transcurrir con naturalidad para que, en una ocasión como esta, nadie tenga que estar en tensión por miedo a meter la pata. Si va a haber productos panificables con gluten durante la cena, te recomiendo que sigas las indicaciones de antes.

Esto también es aplicable a cuando vas a visitar a algún familiar. Ten cuidado, además, con los manteles de tela: con frecuencia, utilizamos un mantel varias veces y entre medias solo lo sacudimos para quitar las migas. Transmítele a tu entorno la importancia de que el mantel esté limpio, pero, si llegas a una casa, la mesa ya está puesta y el mantel no está limpio, hay una manera muy fácil de apañarlo sin desmontar la mesa entera: con naturalidad, retira tus cubiertos y pon unos limpios sobre tu servilleta.

Los manteles de tipo hule son muy prácticos para esto, ya que se pueden limpiar con agua y jabón: antes de retirarlo, acostumbraos a lavarlo con el estropajo y un poco de detergente, retirad todo con una bayeta húmeda y dejadlo secar antes de doblarlo.

Durante un tiempo, cada vez que visitaba a mi madre, ella y su pareja seguían comiendo pan con gluten, pero, en un momento dado, él decidió que prefería la tranquilidad de comer todos sin gluten para asegurarse de no contaminar nada. De esta forma, antes de llegar yo, siempre retiran la tostadora con gluten, limpian la cocina y, cuando estoy allí, mi madre me dice: «Puedes estar tranquila, está todo desglutenizado». Yo, como imaginarás, les correspondo llevando un pan casero delicioso, haciendo pizza algún día o preparando creps para merendar, y todo sin gluten para todos, por supuesto.

Cumpleaños infantil

Aunque hablaremos más adelante de la logística de estas ocasiones, sí vamos a abordar ahora cómo nos manejamos en una situación como esta en la que la mesa suele ser un poco caótica. Desde el principio, es importante que enseñemos a los singlutenistas pequeños a compartir la mesa. Muchas veces es un lugar de juego y más en las ocasiones especiales como esta, por lo que, sin aislarles, necesitamos ayudarles a ser precavidos.

Promueve unas buenas prácticas de higiene: siempre, antes de comer, nos debemos lavar las manos con agua y jabón, incluso fuera de casa. Si el cumpleaños se desarrolla en un parque, dale a tu singlutenista unas toallitas para que se las pueda limpiar cuando llegue el momento de la comida. Procura siempre que se siente en un extremo de la mesa, enséñale que solo debe comer lo que haya en su plato y cuida que otros niños no metan sus manos en él.

Por último, en toda mesa con niños, por seguridad, debe haber un adulto cerca, por lo que pon en su conocimiento la importancia de que a tu hija no le caiga nada en su plato que pueda tener gluten. Transmítele con firmeza y amabilidad que unas pocas migas son un peligro y asegúrate de que no se banalice la situación.

Si el cumpleaños es en un parque infantil con monitores, dales estas indicaciones sencillas. Puede ser una buena idea identificar a tu hijo de alguna manera como, por ejemplo, con una pulsera. Sin embargo, es importante que sea él mismo el que aprenda a avisar a los adultos a cargo de que él es singlutenista y a preguntar si puede comer lo que se le ofrece.

Una cena con los amigos de tu pareja

Cuando vas a compartir mesa con personas con las que todavía no tienes la confianza suficiente para pedirles ciertos cuidados y, además, ellos no están acostumbrados a tenerlos, se hace imprescindible minimizar los riesgos.

Si vais a ir a un restaurante, elígelo tú sabiendo que es amigable con los singlutenistas. Prioriza pedir un plato para ti, de tal manera que te ahorres los riesgos de compartir platos centrales, y siéntate en un extremo. Si vais a pedir varias cosas para compartir, sé siempre la primera en servirse. Y, por supuesto, disfruta de la noche.

Si vas a comer a la casa de los amigos de tu pareja y, de nuevo, no los conoces o no tienes tanta confianza con ellos, tienes varias opciones, que pueden ser complementarias entre sí:

1. Id pronto para cocinar juntos con todos los cuidados que necesites (y así tampoco vas a mesa puesta).
2. Haced la compra juntos o comprad de camino a su casa basándoos en el menú que habéis acordado preparar.
3. Lleva tú algún plato preparado que puedas compartir, y que te asegure tu comida, como una ensalada variada y completa o una empanada.
4. Sugiere a los anfitriones marcas de productos sin gluten que estén ricos y dónde comprarlos, como un hummus y un guacamole que van genial para picotear.

Si tienes previsto seguir viendo a estas personas, siempre es un buen momento para darles a conocer nuestro mundo poco a poco e introducirlos en los cuidados que necesitamos tener de una manera sencilla y práctica.

En una ocasión, mi pareja y yo fuimos a cenar con seis amigos suyos a los que yo no conocía. Propusimos un restaurante en el que todo es sin gluten para todos, salvo el pan, que lo tienen de las dos maneras. Era un local de tapas, por lo que solo podíamos elegir varios platos para compartir. Entonces, con picardía y complicidad, tras hacer nuestro pedido, hablé con nuestra camarera y le expliqué la situación: como los demás iban a comer pan con gluten, le agradecería que, a medida que trajera los platos, me los fuera dando a mí para servirme mi parte y luego ya, sí, pasárselos a ellos.

Aunque es una forma extraña de servir una mesa, este manejo me resultó mucho más práctico y menos violento que la idea de que todos estuvieran paralizados hasta que yo pudiera servirme, ¿no te parece?

«SI HAY ALGUIEN COMIENDO CON GLUTEN Y TOCA ALGO, COMO LA BOTELLA DE AGUA, ¿PUEDO TOCARLA YO LUEGO?»

Ya sabes que, en el mundo sin gluten hay cosas que no se pueden medir y que, simplemente, decidimos por lógica. Ante la imposibilidad de medir cuánto gluten queda en cada cosa que tocamos, no nos queda otra que observar las situaciones teniendo en cuenta que los momentos de cocinar y compartir la mesa no deben suponer una fuente de estrés y tensión para todos los participantes.

Entonces, si tu amiga está comiendo unas tostadas de un pan con gluten que está lleno de harina en su superficie, coge la aceitera y claramente quedan restos visibles en su superficie, no parecería lógico que tú, que necesitas tus manos limpias de gluten, también la toques. De la misma manera, si tu madre se echa kétchup en su hamburguesa y restriega toda la boquilla del recipiente sobre su pan con gluten, no tendría mucho sentido que tú usaras el mismo bote.

Sin embargo, si tu hermano se está preparando un bocadillo con el jamón que hay en la mesa y solo toca el que se va a servir, no pasa nada si tú coges otro del mismo plato. Del mismo modo, no necesitas una botella de agua exclusiva para ti si los demás están comiendo con gluten, siempre y cuando no la dejen sucia con restos.

El ejemplo del bote de kétchup está basado en hechos reales: en una ocasión, mi amiga Maribel y yo estábamos comiendo en una hamburguesería. Ella, que es celíaca desde los dieciocho meses, jamás había reparado en ello hasta que se lo comenté yo. Justo cuando me estaba diciendo «pero, tía, ¿quién va a ser tan guarro de...?», se quedó boquiabierta al ver como un chico en otra mesa estaba haciendo exactamente eso.

Así que, aunque hablaremos de comer fuera de casa en el próximo capítulo, te lo adelanto aquí: cuando vayas a un restaurante, pide siempre las salsas en monodosis y, si no las tienen, que te den un recipiente sin estrenar.

«MI HIJO PEQUEÑO COME GLUTEN Y TOCA MI COMIDA, ¿ES UN RIESGO PARA MÍ?»

Aunque tampoco podemos cuantificarlo, no resulta seguro. No hay una manera única de manejar esta situación, ya que las circunstancias familiares la condicionan por completo. Sin embargo, sí te animo a que busques la solución que más tranquilidad os ofrezca. Es posible que, durante un tiempo y hasta que tu hijo sea más consciente de sus movimientos en la mesa, necesites que las comidas que compartís sean sin gluten para los dos. Ten en cuenta que el momento de la comida debe ser tranquilo y agradable para todos y tanto si tú estás en tensión por no contaminarte como si él tiene la sensación constante de que está haciendo algo mal, no habrá manera de que reine la paz. Es normal que los niños pequeños quieran compartir su comida con nosotros o comer de nuestro plato. Forma parte de su aprendizaje en torno a la mesa, por lo que si podemos hacérselo lo más natural posible, mucho mejor.

Ofrécele su ración de gluten en otras comidas en las que no estés comiendo tú también y apóyate en el resto de la familia para que te ayuden con la gestión.

Se acercaban sus primeras Navidades tras el diagnóstico y Belén, que es celíaca, no se sentía segura sobre cómo manejar la situación. Me contó cómo eran sus cenas de Nochebuena: tenía una familia grande en la que todos, mayores y pequeños, compartían mesa, comida y conversaciones. Ella decía que no veía factible ni siquiera que los platos principales fueran sin gluten, por lo que estaba decidida a llevarse su comida con un menú similar al que se iba a servir. Sin embargo, no tenía claro qué hacer con su hija: siempre se sentaban juntas y era habitual que compartieran la comida. Era una niña pequeña, muy cariñosa y que todavía estaba aprendiendo que su mamá se enfermaba si comía algo que no podía.

«¿Y si ella también come sin gluten?», le propuse. La niña podría comer los turrones y otros dulces después de la cena, igual que sus primos, pero le gustó mucho la idea de que ellas dos pudieran comer tranquilas, cómplices y, como siempre, sin tensiones.

«¿Los besos tienen gluten?»

Esta cuestión genera tanta duda como pudor. Como tantas otras cosas, no es algo que podemos medir. Sin embargo, no parece muy lógico que, si tu pareja está comiendo algo con «mucho» gluten, le des un beso apasionado. Suelo bromear con que este puede ser el inicio de una mejor higiene bucodental, y es que ¿a quién no le va bien acostumbrarse a cepillarse los dientes después de comer? Pero es cierto que no siempre tenemos un enjuague bucal a mano y las muestras de cariño nos pueden apetecer en cualquier momento. Así, mientras comemos, lo más práctico es darnos besos que no sean en la boca y demostrarnos afecto de otras maneras. Esto muchas veces se traduce en que acabéis comiendo sin gluten para compartir comida y saliva.

Háblalo con tu pareja para que te avise cuando haya comido gluten recientemente, aunque, por supuesto, la saliva hace su trabajo y después de un par de horas no tendrás por qué preocuparte de que queden restos.

Esto puede ser delicado en las primeras citas o en los primeros besos, donde ya la situación de por sí puede generar algo de nervios. Aunque te invito a que lo comentes con naturalidad, si todavía no has podido hablarlo y temes que esto pueda entorpecer la espontaneidad, propón hacer algún plan sin comida de por medio o en el que la comida sea sin gluten para ambas (incluso sin que la otra persona sea consciente de ello).

Y, hablando de cosas pudorosas, ningún otro fluido corporal tiene gluten, aunque para los productos de uso íntimo necesitamos tener los mismos cuidados que con los cosméticos de uso oral: evita los ingredientes con gluten.

Quédate con esto:

1. Separa, envasa e identifica los productos y utensilios de tu cocina.
2. Crea un código de colores y aplícalo en todo lo que puedas: trapos de la cocina, pegatinas en los productos, salvamanteles, bandejas, etc.
3. Haz una cocina sin gluten con un rincón con gluten y localízalo en la parte inferior.

4. Si vas a guardar algo con gluten en la nevera o en el congelador, recuerda envasarlo e identificarlo bien y situarlo también en la parte inferior.
5. Retira los ingredientes con gluten más volátiles, como la harina y el pan rallado.
6. El gluten se va si podemos lavar bien las superficies con agua y jabón y no son porosas.
7. Ten presentes los electrodomésticos y utensilios que no puedes compartir.
8. Anímate a probar recetas sin gluten que estén ricas para todos.
9. Prepara la comida sin gluten para todos o, en su defecto, en un primer lugar.
10. Si va a haber gluten en la mesa, procura que sea lo último en llegar.
11. Siéntate en un extremo de la mesa con personas a tu lado que sepan cómo no contaminarte.
12. Cuando no tengas mucha confianza o compartas mesa con personas que no están acostumbradas a tus cuidados, separa tu parte de la comida para evitar que la contaminen sin darse cuenta.
13. Además de por seguridad, las precauciones que te puedan venir bien están orientadas a favorecer la tranquilidad a la hora de comer. Ponéoslo fácil para que la mesa no se convierta en un espacio lleno de tensión y crispación, ya que esto puede empeorar la relación con la comida y entre vosotros.

COMER FUERA DE CASA

Para muchas personas, la vida social es la parte más complicada del singlutenismo. La variedad, seguridad y calidad de la oferta de restauración varía muchísimo de unos lugares a otros y a eso hay que sumarle la influencia de nuestro entorno y nuestras relaciones personales. En este sentido, aquí es donde una singlutenista descubre que comer sin gluten va mucho más allá de elegir ingredientes que no lo contengan y cocinarlos con cariño: vivirlo en el día a día pasa por buscar la manera de llevar una vida lo más normal posible.

Para bien o para mal, nuestra vida singlutenista no depende solo de nosotros. Lo fácil o difícil que nos lo pongan las personas de nuestro alrededor tendrá una influencia muy importante en nuestra calidad de vida. Por eso, hablar abiertamente de nuestras necesidades, transmitir inquietudes y compartir emociones puede sernos de gran ayuda para que los demás puedan ofrecernos su empatía, apoyo y comprensión.

Me parece importante puntualizar que la percepción general de nuestro mundo ha ido evolucionando con el tiempo y, por supuesto, esto es muy variable geográficamente. En nuestro contexto, durante mucho tiempo, el mundo singlutenista era desconocido, hasta el punto de que la oferta de productos y restaurantes aptos era casi inexistente. Poco a poco, con la mejora de los diagnósticos y la instauración de las normativas alimentarias relativas a esta materia, empezamos a ser más visibles, aunque el común de la gente desconociera lo que implica nuestra enfermedad. Ante esta ignorancia, mi sensación es que las personas nos escuchaban y creían más cuando les pedíamos según qué cuidados con nuestra comida. En los últimos años, se ha hablado tanto y tan mal del gluten y de las patologías relacionadas con él que la calidad de la información disponible para la mayoría de las personas es muy variada y, con ello, hay mucha gente convencida de que el mundo singlutenista funciona de una manera muy distinta a la real. Con esto, parece que ya no solo nos toca dar a conocer nuestra realidad, sino que, para colmo, tenemos que desmontar ideas preconcebidas que nos ponen en peligro. Y esto puede ser tremendamente agotador.

En todo caso, en este proceso, hay mucho que podemos hacer a pequeña escala, en las interacciones diarias con nuestro entorno más inmediato, que contribuyen a sembrar las mejores semillas para desmontar estos mitos y, a la vez, facilitarnos el día a día:

- Comparte con tus familiares, amigos y conocidos lo que puedas de nuestro mundo, las implicaciones de salud, sociales y económicas que tienen importancia para ti y cómo te pueden apoyar. Para esto, hablar desde la curiosidad puede ser una herramienta valiosísima: es importante no transmitir que estamos dando lecciones, sino compartiendo aquello que es vital para nosotros para fomentar el interés y la participación.
- Mantén el rigor: no es necesario faltar a la verdad para que se nos tome en serio. Si acaso, lo que hace falta es dar buenos argumentos de por qué pasan ciertas cosas y espero de corazón que en este libro te estés armando bien de ellos.
- Pide y ofrece flexibilidad a partes iguales. A continuación veremos lo importante que es que nuestro entorno se adapte en muchas ocasiones a nosotros, pero, del mismo modo, hay situaciones en las que lo más seguro y realista es que seas tú

quien se adapte. Encontrar ese equilibrio es fantástico para sentirnos, a la vez, responsables de nuestra enfermedad y cuidadas por quienes nos acompañan.
- Establece límites con asertividad y corrige con amabilidad los errores que se produzcan. Por supuesto, es posible que haya veces en las que pierdas los nervios y entonces es el momento de reparar el daño, pero lo ideal es que, en la mayoría de las ocasiones, transmitamos calma y seriedad.
- Traslada a tu entorno las ideas clave y los recursos prácticos que les ayuden a apoyarte mejor. Aunque siempre debes comprobar que no se han producido errores, es importante que les ofrezcas confianza y delegues en ellos su parte de la responsabilidad. Ten iniciativa y facilita los recursos necesarios, pero no te ocupes siempre de todo. Con frecuencia, cuando solo nos hacemos cargo nosotras, limitamos su capacidad de aprendizaje y hasta se acomodan: por supuesto, es mucho más fácil que te lo den todo hecho. Es más, corremos el riesgo de transmitirles que nuestro mundo es demasiado complejo para que lo puedan gestionar ellas. Las consecuencias que puede tener esto son muy variadas: desinterés, miedo, parálisis, desconfianza, ofensa... Cada una es peor que la anterior.
- La planificación y la anticipación son tus mejores aliadas de la vida singlutenista. Por supuesto, llega el día en el que tienes una gran capacidad de adaptación e improvisación. Sin embargo, para ello necesitas construir una base teórica y práctica sólida como la que te da el haberte planificado muy bien durante mucho tiempo en los distintos escenarios.

Como ves, en esta área hay muchas partes que hacen referencia a nuestras habilidades sociales y a nuestra manera de vincularnos. Si sientes que se te dificulta mucho o que algo de esto interfiere con tu bienestar, puedes acudir a una profesional de la psicología que te ayude a desarrollar mejores herramientas para manejarte en el día a día.

En la universidad, un día mis amigas y yo fuimos a comer a una cafetería con otras amigas suyas. Aunque en ese contexto no era especialmente raro que unas personas comieran de táper y, otras, de menú del día, en aquella ocasión yo era la única que se había llevado su comida. Delante de mí se sentó una chica que yo no conocía y, no sé cómo, empezamos a hablar de que yo estaba comiendo sin gluten. Me preguntó muchas cosas: cómo me lo habían diagnosticado, en qué productos estaba el gluten, de qué era mi pasta, qué me pasaba si comía gluten, si había grados de celiaquía... En un momento dado, se detuvo y se disculpó por si estaba siendo muy invasiva y, enseguida, le contesté que no tenía por qué disculparse. De hecho, le agradecí tanto interés por mi mundo.

En todos estos años, me he encontrado con muchos singlutenistas que reniegan de cuando una persona les pregunta cosas como estas y a mí, personalmente, me da mucha pena. Por supuesto, hay maneras de expresar las preguntas que demuestran que detrás de ellas solo hay impertinencia. Además, es cierto que ser singlutenistas nos pone en una posición de atención no deseada y hay muchas personas que prefieren pasar más desapercibidas. Pero creo que cada una de estas preguntas es una oportunidad fantástica para ofrecer un conocimiento riguroso y sembrar algo más de conciencia social sobre nuestra situación. Aunque es probable que no siempre tengas las ganas o las fuerzas para ello, desde aquí te animo a que te armes de paciencia, valor y confianza para aprovechar estas ocasiones que tanto bien hacen por el colectivo singlutenista. Sé que, por momentos, manejar esta incomodidad puede ser difícil. Sin embargo, esto se hace mucho más natural con el hábito, así que ojalá te lances a practicar y, poco a poco, vayas ganando tablas.

Cuando todo esto se da en los más pequeños, es aún más importante que, desde el principio, aprendan de su enfermedad, sus cuidados y las implicaciones en sus relaciones. Por lo general, los niños suelen ser los más responsables con la vida singlutenista, tanto si les afecta a ellos como si se trata de alguna de sus amigas.

En cuanto a la adolescencia, que ya de por sí es una etapa complicada socialmente, es importante que las jóvenes cuenten con herramientas que les ayuden a normalizar su situación, un entorno que las cuide y un espacio libre de juicios. En ciertas etapas de la vida, es particularmente difícil ser diferente o tener unas necesidades especiales, por lo que se hace necesario promover unos valores de respeto, cooperación y cuidados. Debemos trabajar en la prevención y estar atentos a cualquier señal de discriminación, aislamiento social o acoso para atajarlos cuanto antes.

Como cuidadores, nos debe importar la salud de nuestros menores sin perder de vista que la vida social es parte de ella. Además, tenemos que promover que los niños y adolescentes se hagan cargo de su enfermedad, de manera responsable, progresiva y adecuada a su edad, sin asustarlos ni atemorizarlos. En este sentido, es esencial favorecer la confianza y una buena comunicación para que podamos acompañarlos en el manejo de las dificultades que se encuentren y pedir ayuda profesional (al médico, a su dietista o a su psicóloga) en caso de ser necesario.

Por si fuera poco, todo esto debe desarrollarse en un contexto que varía mucho con el tiempo y de unos lugares a otros, pero que parte de una premisa muy básica: nos encanta compartir mesa con otras personas y comer fuera de casa.

En nuestro contexto, la realidad es que la mayoría de los profesionales de la restauración no son del todo conscientes de las implicaciones de nuestra enfermedad de cara a la elaboración y el servicio de nuestras comidas. Sencillamente, no podemos ir a un restaurante cualquiera, decir que somos celíacas (y mucho menos sensibles) y contar con que conozcan todos los pormenores para ofrecernos algo seguro. En líneas generales, esta situación se ve favorecida por una serie de factores:

- Este sector no recibe una formación especializada respecto a la gestión de los alérgenos a pesar de que se les exige su declaración (aunque de forma incompleta, enseguida lo vemos).
- Hay una falta de conciencia generalizada sobre los riesgos asociados a las restricciones alimentarias motivadas por un problema de salud hasta el punto de que se toman como meros caprichos.
- Aunque hay escuelas de hostelería que forman a los profesionales en la materia, en la restauración es mucho más habitual que los trabajadores no estén cualificados.
- Las medidas básicas de seguridad alimentaria que se exige a las personas que trabajan en esta área resultan insuficientes en lo relativo a los alérgenos.
- Se producen rotaciones de personal muy frecuentes, lo cual dificulta la concienciación, la formación y el seguimiento de los trabajadores.
- En los restaurantes, es fácil que se cambie de proveedores debido a una falta de existencias de los productos. Esto favorece que se cometan errores en la declaración de los alérgenos.
- La posibilidad de ofrecer platos seguros para ciertos colectivos está muy condicionada por las instalaciones disponibles.
- Los profesionales del sector reciben mensajes contradictorios de los medios de comunicación tradicionales, las redes sociales y los propios clientes que, muchas veces, son los menos conscientes de la importancia de hacer la dieta estricta sin gluten.

Como decíamos, existe una normativa que obliga a los profesionales de la restauración a declarar la presencia de determinados alérgenos en los platos (la misma que la del etiquetado, ¿recuerdas?). Cuando entró en vigor este reglamento, en los restaurantes proliferaron las llamadas «cartas de alérgenos» que no son más que una herramienta que facilita esta transmisión de la información al cliente. Para su confección, surgieron empresas que las elaboraban para que los locales pudieran cumplir con la normativa de una manera sencilla. Sin embargo, presentan varios defectos:

1. Dan una falsa sensación de implicación: es muy habitual que los mismos singlutenistas den por seguro un restaurante porque ofrece esta carta a sus clientes, cuando es algo obligatorio.
2. Se realizan con la información alimentaria proporcionada por el proveedor a través de su etiqueta o, en el mejor de los casos, de las fichas técnicas, pero no se actualizan en caso de que haya un cambio de marca o de fórmula. Con suerte, se revisan periódicamente.
3. No reflejan la presencia no intencionada de los alérgenos, tanto la que se omite en el etiquetado como aquella que se produce fruto de un contacto cruzado con el alérgeno en la cocina. Como consecuencia, un plato puede no estar recogido en la carta como si tuviera un alérgeno y luego sí contenerlo.
4. En ocasiones, reflejan la presencia de todos los alérgenos de declaración obligatoria para eximir al restaurador de responsabilidades.

La conclusión de todo ello es sencilla: tampoco podemos ir a un restaurante, pedir aquello que en la carta de alérgenos no indique que tiene gluten y esperar que sea seguro.

Así las cosas, en la actualidad y desde hace años, son las asociaciones de celíacos las que asumen la responsabilidad de formar y acreditar a los restaurantes como seguros para las singlutenistas. Más profesionalizadas o menos, con más o menos recursos, son sus trabajadoras y voluntarias las personas que establecen los protocolos de seguridad que deben llevarse a cabo para ofrecer platos aptos para singlutenistas. Como te puedes imaginar, esto supone que la oferta avalada por estas entidades sea tremendamente variable de unos lugares a otros y que, en la inmensa mayoría del territorio, la realidad se imponga: muchas veces, no habrá uno de estos locales disponible y tendremos que ingeniárnoslas de otras formas.

Por último, no debemos perder de vista que son muchos los motivos que nos pueden llevar a comer fuera de casa y en cada uno de ellos tendremos distintas posibilidades. Además de que comemos con una función nutritiva, socializamos en torno a la comida: nos reunimos para tomar algo, celebramos comiendo y compartimos jornadas lo suficientemente largas como para que haga falta comer en algún momento.

Vamos a ver cómo nos podemos desenvolver en cada una de estas situaciones de forma práctica.

«Me apetece comer fuera de casa»

En el mundo singlutenista, cambia ligeramente la dinámica según la cual elegimos un lugar para comer. En parte, es uno de los aspectos que nos hace perder espontaneidad: tal y como están las cosas, por lo general, es difícil que puedas ir andando por la calle, elegir un lugar que te llama la atención y quedarte a comer allí. En su lugar, empezamos por buscar cuál es la oferta más segura a nuestro alcance y, para ello, nuestra primera parada son los listados de las asociaciones de celíacos. Puedes localizarlos en sus respectivas páginas web y en las aplicaciones móviles que están disponibles para los socios. Más adelante veremos cómo se organizan estas entidades, pero, por ahora, debes saber que cada asociación regional forma a los restaurantes de sus provincias y comunidades autónomas y la Federación de Asociaciones de Celíacos de España (FACE) se encarga de validar la oferta sin gluten de las cadenas de restauración que están distribuidas por todo el territorio nacional. Además, Celíacs Catalunya y la Asociación de Celíacos y Sensibles al Gluten, que se encuentra en Madrid, también acreditan a algunas cadenas más pequeñas que tienen una presencia más regional que nacional.

Sobre lo que encuentres en estos listados, te recomiendo que busques información sobre la carta, los precios, la ubicación, las opiniones de otros comensales y, en general, todos esos datos que solemos buscar en cualquier restaurante. De esta manera, puedes elegir el más adecuado para la situación que te lleva a comer fuera de casa.

Como ves, todo esto pasa por que tú seas quien proponga dónde comer. Es decir, ante un plan con tus amigos, tu familia o tu pareja, es más que recomendable que, sobre todo al principio, tengas la iniciativa. Con el tiempo, serán ellos quienes te planteen comer en algún lugar en el que ya habéis estado.

Hay algo innegable en esta situación y es que puede suponer cierta presión. Sería normal que, en parte, sintieras responsabilidad por el lugar que eliges para comer, por lo que me gustaría transmitirte algunas cosas al respecto:

- Tú no has elegido ni tu patología ni que el sector de la restauración esté como está y, a la vez, te estás haciendo cargo en la medida de lo posible para manejarlo lo mejor que puedas. Esto es importante que te lo reconozcas.
- Cuando hay una oferta amplia de restaurantes, puedes investigar las distintas opciones y proponer las más adecuadas o, directamente, elegir tú.
- Además, es recomendable que llames al local elegido, verifiques que la información que has recabado es correcta y está actualizada y hagas una reserva indicando que eres singlutenista.
- Ya en el restaurante, identifícate como singlutenista, pregunta cómo diferencian sus platos aptos en la carta, pídelos sin gluten y verifica que, cuando te llegue el plato, sea efectivamente

sin gluten. Ten cuidado al compartir mesa, como ya hemos visto, si el resto de las personas están comiendo gluten.
- Tu responsabilidad acaba aquí. Otras cosas que puedan suceder en el restaurante, como la calidad de la comida, el ambiente o la atención, salgan mejor o peor, no tienen nada que ver contigo.

Sé que, cuando las cosas se tuercen, es inevitable frustrarse o incluso sentirse culpable, pero es importante que recuerdes esto para no quedarte atascada ahí.

«No hay ningún restaurante específico sin gluten en mi zona»

En la inmensa mayoría del territorio nacional nos encontramos con esta situación: la labor de las asociaciones a la hora de validar restaurantes está muy bien, pero la realidad es que hay muchísimos lugares a los que no llegan. Hay provincias enteras en las que solo hay dos o tres restaurantes validados por una asociación que no sean cadenas de restauración e infinidad de ciudades que no cuentan con ninguna garantía.

Así las cosas, pasamos a la segunda opción de restaurantes: aquellos de los que tenemos buenas referencias. Podemos localizarlos, principalmente, de cuatro formas:

1. Otro singlutenista nos ha hablado de ellos.
2. En plataformas y portales web de restaurantes (como Google Maps, TripAdvisor o El Tenedor) encontramos referencias de que tienen opciones sin gluten.
3. Están recogidos en aplicaciones móviles no supervisadas por ninguna asociación de celíacos.
4. Algún creador de contenido los ha recomendado en sus redes sociales.

La bondad de estos listados es que te permite, ante la inmensidad de los restaurantes que tienes a tu alcance, localizar aquellos en los que, al menos, alguien relata que ha tenido una experiencia singlutenista favorable. Sin embargo, como puedes imaginar, con esto no es suficiente: es importante que compruebes la fiabilidad de la información. Ten en cuenta que no toda referencia viene dada por un singlutenista (hay personas que lo señalan en una reseña porque, simplemente, han visto «sin gluten» en algún lugar de la carta del restaurante) o que, incluso si quien lo recomienda es singlutenista, es posible que no tenga los mismos cuidados que tú por desconocimiento o desinterés. Además, si eres consciente de lo rápido que cambian las cosas en la restauración, deberás comprobar lo actualizada que está la información sobre cada local, incluso en aquellos a los que ya has ido más veces. Por último, cada vez es más frecuente encontrar reseñas de personas que comen «sin gluten» (con todas las comillas) por elección y no por necesidad, de tal manera que no tienen en cuenta el contacto cruzado y no piden los mismos cuidados que necesitamos las singlutenistas.

En este tipo de restaurantes, hay algunos consejos prácticos que puedes aplicar. Es conveniente que, durante todo el proceso, puedas entablar una conversación amable y que la situación no se convierta en un interrogatorio.

1 Busca su carta y comprueba si hay alguna referencia a los platos sin gluten en ella. Si la hay, es un buen comienzo: significa que es el propio restaurante el que tiene la iniciativa. Muchas veces, encontramos referencias de alguien que, simplemente, pasaba por allí, se identificó como singlutenista y pidió que le prepararan algo.
2. Fíjate bien en cuáles son los platos que indican que son sin gluten y sus ingredientes:
   a. Hay ciertos platos que sería rarísimo que fueran aptos porque tienen ingredientes que tú y yo sabemos que son

difíciles de conseguir sin gluten, como el curri o el comino, o que requieren de unos cuidados especiales para su elaboración, como las lentejas. Si en un restaurante de este tipo encuentras platos con estos ingredientes identificados como «sin gluten», pregunta expresamente por ellos: es posible que no sean ni conscientes de que pueden tener gluten y esto demuestra que se les escapan conceptos básicos sobre la dieta.

   b. Además, es frecuente que no sepan que ciertos ingredientes como el tofu, la soja texturizada o los embutidos necesitan estar identificados como «sin gluten» para considerarse aptos. Averigua cómo se aseguran de que lo sean y confirma que buscan esta declaración de manera expresa, no solo la omisión del alérgeno en el etiquetado.

3. Si la oferta parece realista, es hora de preguntar por su manejo de los platos sin gluten. Pregunta directamente cómo evitan el contacto cruzado en la cocina y a la hora de servir en la mesa:

   a. En cuanto a lo que pasa en la cocina, necesitas averiguar si tienen clara la manera de prevenir errores, por lo que sería conveniente que te dijeran cosas como que tienen una tostadora exclusiva para el pan sin gluten, que si lo meten en el horno es en su propio paquete, que en la plancha no ponen nada que tenga gluten, que la freidora es solo para patatas y no es susceptible de que caigan restos de otras cosas en ella, que una persona se dedica a preparar el plato sin gluten con utensilios limpios… Si te fijas, son todas las prácticas que comentamos en el capítulo anterior, trasladadas a una cocina profesional. En este sentido, puede ser útil que preguntes por platos concretos que te interesen. Por ejemplo, en un asador puedes interesarte por si ponen embutidos (como chorizos o morcillas, que son susceptibles de tener gluten) en la parrilla en la que ponen la carne o, incluso, si al preparar un filete para un celíaco lo hacen directamente en una sartén y no en una parrilla.

b. Sobre el servicio, interésate por si identifican tanto la comanda como los platos sin gluten de alguna manera. Por ejemplo, hay restaurantes que usan un código de colores al anotar el pedido y en los platos que sirven. En todo caso, te animo a que siempre, estés donde estés, confirmes que el plato que te traen es el tuyo y es sin gluten. Este es un punto en el que es fácil cometer un error y para prevenirlo hemos de estar pendientes.

4. Si todo te parece lo suficientemente fiable, formaliza la reserva e indica cuántas personas singlutenistas van a ir. Al llegar, recuérdalo: «Tenemos una reserva para cuatro personas, una de ellas celíaca, a nombre de Dany». Cuando te hayas sentado, identifícate como la persona celíaca y pregunta cuáles de sus platos son sin gluten. Es posible que te den otra carta o te señalen que lo tienes indicado expresamente en cada plato. Si se limitan a decirte que mires la declaración de alérgenos, ten cuidado porque, como hemos visto, esto puede no ser suficiente, así que confirma que tanto los ingredientes como la manera de preparar el plato son seguros.

En una ocasión, fui a comer a un restaurante del que tenía muy buenas referencias por parte de una amiga celíaca muy cercana, en el que ya había comido con anterioridad y del que se hablaba maravillas en el mundo singlutenista. No estaba validado por ninguna asociación, pero las veces que había ido todo me había parecido correcto.

Pedimos todo sin gluten para compartir y, entre los platos, había unos nachos con guacamole. Al preguntar si los nachos eran sin gluten, me dijeron que sí porque eran de maíz. Insistí explicando que el hecho de ser de maíz no los hacía sin gluten, sino que debían estar garantizados como tal, pero que, en todo caso, si me podían decir la marca del producto era posible que lo pudiera comprobar yo. El camarero fue a la cocina y trajo directamente el paquete: no solo no tenía la leyenda «sin gluten», sino que, además, indicaba de forma expresa que tenía trazas.

Por supuesto, esta es una falta gravísima y una negligencia por su parte.

«Necesito comer y no hay ningún local de referencia cerca»

En este caso, te toca acudir a lo que yo llamo «el restaurante de emergencia». Se trata de aquel local en el que no hay una oferta específica sin gluten como tal, no hay ninguna referencia favorable y lo que necesitas es que alguien te prepare una comida con cariño y cuidado. Evita los locales de mayor riesgo, como las pizzerías, los restaurantes en los que hay harina en suspensión, como los italianos, y aquellos con comidas muy especiadas, como los de comida india o árabe. Prioriza aquellos donde la carta se base en alimentos por naturaleza sin gluten en los que puedas pedir algo sencillo: una carne a la plancha, un pescado en papillote o una tortilla francesa con una ensalada, arroz o patatas fritas (en una sartén aparte con aceite nuevo, que no «limpio»), por ejemplo, que te puedan preparar con utensilios recién lavados con agua y jabón.

Es frecuente que, ante una situación así, en muchos locales se presten a prepararte algo sencillo cuando tengan un momento más tranquilo en la cocina. Es posible que, incluso, se ofrezcan a hacerte alguna elaboración un poco más compleja y con más ingredientes. Puedes valorarlo llegado el caso, pero, por mi experiencia, suele resultar más seguro para todos que no se compliquen mucho para minimizar los riesgos. Para mí, resulta un poco incómodo decirles que, a pesar de haber hecho tantos esfuerzos, puedan haber metido la pata con un ingrediente en el que no repararon que podía tener gluten.

«Ya estoy en el restaurante y no me gusta lo que estoy viendo»

Hay veces en las que confirmamos todo por teléfono, nos quedamos tranquilas y, cuando estamos allí, vemos que hay cosas que no cuadran. Si, llegado el caso, puedes cambiar de plan e irte a otro lugar, fantástico. Sin embargo, muchas veces esto supone mover a un grupo grande de personas y no es viable. Ante algo así, puedes manejar la situación de la misma manera que en el restaurante de emergencia y tratar el asunto con total honestidad: comenta que, antes que cambiar de restaurante, prefieres pedirte algo sencillo que, si son tan amables, te puedan preparar con cuidado.

Igualmente, será válido si no te sientes segura ni para unos mínimos y prefieres quedarte sin comer. Te recomiendo que, si esto te pasa con frecuencia o no terminas de dar con una manera segura de comer fuera de casa, lo trates en la consulta dietética singlutenista.

«Me voy de terraceo»

Si bien es cierto que las típicas tapas que nos ponen en los bares cuando vamos a tomar algo no suelen ser sin gluten, es posible picar algo en estas situaciones si es que no encontramos un local con tapas aptas:

- Fíjate si tienen aperitivos en envases individuales, como las patatas fritas, y comprueba cuáles son sin gluten.

- Comprueba si las aceitunas que sirven son sin aliñar y sin relleno. También puedes comprarlas en las máquinas dispensadoras que encontramos en estos locales.
- Pide que te sirvan una tapa de queso, jamón o tomate preparados con cuidado y sin pan ni picos en el plato. Dales indicaciones sencillas sobre el tipo de utensilios que pueden utilizar e indícales que, por favor, los laven previamente con agua y jabón.
- Pregunta si tienen conservas de pescado o marisco en aceite, al limón o al natural, ya que son genéricas, o incluso puedes pedir que comprueben si tienen alguna en escabeche que indique que es sin gluten. Aunque pueda sorprenderte, puede ser un recurso muy bueno para picotear con un chorrito de aceite o de limón.
- Lleva siempre un paquete de picos de pan o tostaditas en el bolso o en la mochila, que te puedan hacer el tapeo un poco más agradable.

Si sueles frecuentar un local, de manera progresiva puedes ir dándoles ideas de opciones sin gluten sencillas que pueden tener. Si la asociación de tu región está activa, puedes ponerles en contacto con los responsables del local. Estas situaciones son un buen momento para dar a conocer la labor de las asociaciones de celíacos en lo que respecta a la formación de los restaurantes. Cuéntales que su trabajo reside no solo en promover que la oferta sea segura, sino que, además, buscan que no se entorpezca el servicio habitual de la cocina. En este sentido, conviene transmitir que no son entidades a las que rendir cuentas, sino en cuyo trabajo podemos apoyarnos para ofrecer un servicio comprometido y seguro sin complicaciones excesivas.

«Es mi cumpleaños»

Tus momentos de celebración son razones más que suficientes para que puedas estar tranquilo de que vas a disfrutar como cualquier otra persona y no te vas a contaminar con gluten. Sea tu cumpleaños, tu boda o tu graduación, lo celebres en casa o fuera de ella, es tu oportunidad para sentirte uno más. Puedes encargar los productos específicos como el pan o la tarta a un obrador artesano sin gluten que haga reparto a domicilio. Te recomiendo que pruebes con tiempo distintas opciones para asegurarte de que todo esté delicioso en tu gran día y disfruta mucho de la fiesta.

«Un amigo o un familiar me ha invitado a su cumpleaños»

Hay una pregunta que nos viene genial cuando vamos a quedar con los amigos o la familia: «¿Qué plan de comida hay?». Debemos transmitir que nuestra capacidad de improvisación está muy limitada y que, si podemos anticiparnos a lo que vaya a pasar con la comida, nos será mucho más fácil organizarnos y participar en la actividad.

En un cumpleaños, generalmente hay dos opciones de planes de comidas: ir a un restaurante o cocinar en la casa de alguien.

Si vais a un restaurante, la posibilidad de elegir uno que sea seguro para ti depende de la oferta de locales aptos en la zona, de tu relación con el cumpleañero y de las demás invitadas. Piensa que, en una situación así, es posible que haya no solo otras restricciones alimentarias, sino también otro tipo de limitaciones: ¿hay alguien con una alergia? ¿Quizá tu amigo es vegano? ¿Qué presupuesto tenéis para la celebración? ¿Necesitáis ir a un sitio amigable con los niños o con las mascotas? En este sentido, te animo a que le ofrezcas tu ayuda a quien cumple años para localizar un espacio que se acomode al mayor número de personas posible. Obviamente, en las ciudades grandes es mucho más probable que encontréis algo adecuado para todos o para la mayoría, y la situación se ve más limitada en las ciudades más pequeñas. Si no encontráis un lugar adecuado para todas o el cumpleañero ya ha elegido un sitio, ponte en contacto con el restaurante para ver qué posibilidades tienes.

Hay ocasiones en las que lo vas a ver imposible no solo porque el restaurante no te ofrezca confianza, sino porque, además, cuando hay un número de comensales un poco grande, hay mayores probabilidades de que se cometan errores. En ese caso, tienes varias opciones y la ideal solo la decides tú:

- Puedes tratar el local como uno de emergencia, como en el caso que veíamos antes. Pide algo sencillo y que lo preparen aparte y en un momento de tranquilidad para el personal de la cocina. Puedes incluso comentárselo con antelación para que, llegado el momento del cumpleaños, solo tengas que identificarte y recordarles unas indicaciones sencillas.
- ¿Te animas a llevarte tu propia comida? Aunque hay personas a las que les da mucho reparo y desde luego no es el escenario ideal, hay veces en las que nos compensa enormemente. Puedes comentarlo con la responsable del local, explicándole que sois un grupo grande de personas y que te quedas más tranquila si te llevas tú algo para comer que sea similar a lo que vaya a servirse a las demás personas. Este último detalle es importante: si todos los demás van a estar comiendo, por ejemplo, pizza, no te prepares tú una fabada.
- Es posible que te sientas más cómodo comiendo en casa y uniéndote más tarde a la fiesta. Puedes llegar al momento del café y los regalos, por ejemplo.

Si, en lugar de en un restaurante, la celebración es en la casa de alguien y la comida es casera, es el momento perfecto para dar ideas y opciones sin gluten. Aunque no todo sea apto, sería genial que pudieras participar como los demás. Recuerda que, si va a haber cosas con gluten, lo suyo es que tu parte esté separada del resto y protegida para que las demás personas no lo vayan a contaminar por error.

A mí, que me gusta mucho cocinar, me encanta ser quien lleve la tarta: la preparo como parte de mi regalo al cumpleañero y sé que no me quedaré mirando después de que sople las velas. Para que te hagas una idea, yo he llegado a hacer esto hasta en un restaurante (con su permiso, por supuesto). Si no eres tan cocinitas, puedes igualmente ofrecerte a comprar una tarta sin gluten (y sin lactosa, vegana o como haga falta, si hay otras personas con restricciones alimentarias). La realidad es que, con frecuencia, son nuestros amigos quienes terminan preguntándonos a nosotras dónde pueden comprar una tarta (o algo que se le parezca) para que tú también puedas participar en la celebración.

Era el cumpleaños de Tania y tenía claro que, por su compañera de piso singlutenista, haría la fiesta en casa con todo sin gluten para todo el mundo. Tania le contó cuál era su idea: quería ofrecer distintas opciones de picoteo para que la celebración se desarrollara con todos de pie. Tenía varios grupos de amigos distintos y esto les permitiría conocerse y divertirse juntos. El menú de Tania incluía pizza, tacos, tostaditas, guacamole, hummus, unos pinchitos de jamón con melón y una fondue de chocolate con fruta cortada. Juntas, lo organizaron todo para encontrar las marcas más ricas de cada cosa sin tener que pasar muchas horas en la cocina. Su compañera de piso hizo la tarta de nata y chocolate y la fiesta, con karaoke incluido, fue todo un éxito.

«Es el cumpleaños de un conocido»

Cuando la invitación nos llega de alguien menos cercano, es fácil que las posibilidades de que se adapten a nosotros sean menores. Quizá, asistir a una celebración así es más un compromiso para ti, aunque con esto no quiero decir que debas evitarlo porque habrá veces en las que, sencillamente, no puedas. Es posible que no logres ni contactar con el restaurante o con la persona que va a preparar la comida. Llegado el caso, no hay una única respuesta posible, sino que debes valorar qué es lo más factible para ti.

Personalmente, cuando se dan estos eventos, prefiero comer antes, llegar a la hora adecuada y estar allí como una más, disfrutando de la compañía y de la celebración. Si vamos a sentarnos a una mesa, suelo tomar algo y explicar con naturalidad que ya he comido porque soy celíaca y era más sencillo así, sin entrar en más detalles. Es posible que, en una situación como esta, en un restaurante te ofrezcan algo para acompañar tu bebida (como cuando nos íbamos de terraceo antes, ¿recuerdas?) y, si te apetece y lo ves seguro, lo puedes comer sin problemas.

«Estoy organizando una fiesta sorpresa para un singlutenista»

Ante todo, y en nombre de tu singlutenista de confianza, ¡gracias! Preparar cualquier fiesta sorpresa ya es un detalle precioso. Si, además, tiene en cuenta nuestra enfermedad, te aseguro que puede ser un momento memorable.

Necesito decirte que lo que pretendes hacer es perfectamente factible y solo tienes que ser práctica: piensa en los restaurantes en los que has comido con tu amigo, en los platos preparados (e incluso tartas) que encuentras en un supermercado y busca obradores singlutenistas que hagan envíos a domicilio si quieres ponerle la guinda al pastel. Si necesitas otras referencias de restaurantes aptos, consulta la página web de la asociación de celíacos regional, localízalos e investiga si están a la altura de lo que merece la celebración.

Planifícalo todo sin gluten y te prometo que tu singlutenista va a alucinar.

«Estoy organizando una fiesta sorpresa para un conglutenista (y hay un singlutenista invitado)»

Es de esperar que, en este caso, el singlutenista no sea precisamente el protagonista, pero también puedes tenerlo en cuenta. Habla con él (o con su familia, si es un menor) y pregúntale qué cuidados necesita. Que seas tú quien abra la puerta le ayudará mucho a sentirse en confianza para transmitirte lo que necesita. Además, como tú tienes otras muchas cosas de las que encargarte, puedes pedirle una ayuda más activa por su parte, de tal manera que, mano a mano, podáis organizar el evento teniendo en cuenta a todos. Te dejo a continuación una serie de cuestiones que puedes transmitirle para facilitar su inclusión:

- Cuál es el plan general que hay en torno a la comida: ir a un restaurante, encargar comida a un catering, comprarla preparada en un supermercado, cocinar...
- Qué comida en sí se va a servir: esto nos ayuda a adaptar lo que se pueda o a llevarnos algo similar, que no desentone con la ocasión.
- Cuál va a ser la duración del evento: nos viene genial para saber cuántas comidas debemos prever y de qué tipo.
- Si va a haber lugar a la improvisación: ¿es posible que el plan se alargue y acabéis pidiendo unas pizzas o saliendo a cenar por ahí? Sé que esto es mucho más impredecible, pero, ante lo inesperado, nos podemos preparar un poco más: ¿y si tenemos un par de pizzas sin gluten en el congelador? ¿O hay alguna cadena de pizzerías a la que puedas pedir también unas sin gluten?

Como ves, todo ello consiste en anticiparse. Si estamos cubiertas por ese lado, lo peor que puede pasar es que sobre comida y el singlutenista se la acabe llevando a su casa, pero en todo caso siempre recordará lo incluido que se sintió en tu fiesta.

Había tres motivos para celebrar a Beatriz: su cumpleaños, su graduación y su despedida. Su madre contactó con sus amigas, nos contó que iba a organizar una fiesta sorpresa para su hija y que le encantaría que fuéramos todas. Hasta entonces, yo no conocía a la madre de Beatriz, pero nuestra amiga Rocío sí, así que hablé con ella y le comenté que necesitaría comentarle «lo de mi comida». Rocío sirvió de intermediaria en un primer momento y, finalmente, llamé por teléfono a la madre de Beatriz. Ella, muy amable, se ofreció a comprar cosas sin gluten para mí, pero en cuanto me contó que pensaba encargar empanadas y hojaldres para todos y que podría pedirlos sin gluten, me di cuenta de que no conocía nada de nuestro mundo y que no era el momento para detenerse en ello. Éramos unos 30 invitados y no tenía sentido que, a la pobre mujer, que bastante tenía con la organización, se le complicara todo tanto.

Finalmente, acordamos que no se preocuparía por nada y que yo me llevaría mi comida en un táper con algo similar a lo que serviría ella. Como ya te imaginas, me ofrecí a llevar una tarta, ella aceptó encantada y a Beatriz le hizo muchísima ilusión. Recuerdo aquella fiesta de verano como la última que pasamos todas las amigas juntas y no la cambiaría por nada del mundo.

«Tengo un bautizo, una comunión o una boda»

Esta es la situación que yo denomino «la del restaurante impuesto»: se trata de aquellos eventos en los que no es que tu familia o tus amigos puedan adaptarse e ir hasta el restaurante que es seguro para ti, sino que te toca adaptarte a ti. La buena noticia es que, en estos lugares que organizan eventos a los que acude todo tipo de gente, ya no les resulta tan raro que les pidan menús especiales. Es más: ellos mismos preguntan cuántas personas van a requerir algún tipo de menú especial. Lo que te permite esto es que ya haya cierta actitud receptiva y no les pille de nuevas la situación. La pega es la de siempre: te toca comprobarlo.

La manera de gestionar esto depende, sobre todo, de la cercanía que tengas con la persona que organiza el evento. Hay situaciones en las que prefieren encargarse ellos de todo y transmitir al restaurante lo que tú necesites. Sin embargo, por mi experiencia, suele resultar mucho más práctico que tú hables con el establecimiento. El motivo es muy sencillo: la familia que te ha invitado suele tener muchas cosas de las que ocuparse y lo más probable es que hasta te agradezcan que les pidas el contacto del restaurante para que tú puedas llamarles directamente.

En esta llamada, es importante que averigües dos cosas:

1. El menú: pregunta exactamente por los platos que te van a ofrecer para asegurarte de que vayan a estar a la altura de la celebración. No serías la primera persona a la que le ponen piña de postre mientras todos los demás tienen tarta, así que procura prevenirlo. Además, esto es muy importante cuando el singlutenista es un niño: confirma que vaya a tener una oferta similar a la de los demás asistentes menores.
2. La seguridad de tu comida: puedes hacerlo igual que con los restaurantes de los que tienes buenas referencias, incluidos los ingredientes de cada plato.

Por cierto, si quieres comulgar en la iglesia o es tu hijo quien hace la primera comunión, debes saber que existen las hostias aptas para singlutenistas. Aunque durante varios años hubo cierta polémica en torno a ellas, porque se hacían con fécula de patata y algunos curas consideraban que solo eran válidas si estaban hechas de trigo, en la actualidad se elaboran con almidón de trigo sin gluten. Se venden en tiendas especializadas y hay asociaciones de celíacos que las ofrecen a sus socios. De este modo, no hay motivo por el cual arriesgar tu salud o quedarte sin comulgar con la hostia. A la hora de consagrarlas y manipularlas, debe evitarse el contacto cruzado con gluten, por lo que te recomiendo que lo hables con el párroco de tu iglesia habitual. En caso de que vayas a una celebración en una iglesia a la que no acudes con frecuencia, te invito a que lleves tu propia hostia y se la proporciones al cura con una serie de instrucciones sencillas para que no te la contamine.

«¿CÓMO DE IMPORTANTE ES HABLAR DE MI SINGLUTENISMO EN EL TRABAJO?»

¡Mucho! No solo pasamos muchas horas en nuestro puesto de trabajo como para que haya descansos de comidas, sino que, además, las relaciones laborales se desarrollan a menudo en torno a una mesa. Piensa en los cumpleaños, las cenas de Navidad, las reuniones de trabajo… Qué menos que hacerlas en unas condiciones similares a las de los demás, ¿no?

Cada singlutenista se ve en la necesidad de comentarlo en un momento diferente y las posibilidades varían según el tamaño de la empresa, el puesto que ocupemos en ella y las dinámicas que den lugar a las reuniones con comida. Veamos algunos ejemplos de ello.

En la entrevista

Hay veces en las que tu acceso al puesto de trabajo está condicionado por tu comida. No quiero decir que, si no puedes comer, no aceptes el trabajo porque pocas personas se pueden permitir ese lujo, pero sí es importante explicitar en ese momento que necesitas unos cuidados especiales con tu comida y que hay que ver la manera de gestionarlo. Te invito a que lo hables con la misma naturalidad con la que preguntas por otras cuestiones relacionadas con el puesto como el horario, el sueldo o tus funciones.

Cuando presenté mi candidatura a un puesto en un estudio de arquitectura en Varsovia, vi que el horario de trabajo era de 9 de la mañana a 6 de la tarde, así que, cuando llegó la entrevista, tenía claro una de las cosas que necesitaba averiguar: dónde comía el personal. El dueño de la empresa me explicó que todos los empleados bajaban a un restaurante cercano y que él pedía comida y se quedaba a comer en el estudio. Le expliqué que, por mi celiaquía, probablemente yo no pudiera bajar a comer ni pedir comida por lo que, si no vivía cerca, necesitaría llevarme mi táper y tener un lugar en el que calentármelo. Su respuesta fue: «Entonces, si te consigo una manera de calentarte tu comida, ¿te vienes?».

Cuando llegué allí, el primer día me enseñó cómo lo había planificado: como no tenía la posibilidad de instalar un microondas, había comprado una placa eléctrica y un cazo. Me tocó comer todos los días con mi jefe, pero, por lo demás, me las apañé muy bien todo el tiempo que estuve allí.

Además, cuando teníamos alguna comida de la empresa o nos quedábamos a trabajar hasta tarde, elegía yo el lugar en el que comíamos todos para que yo pudiera hacerlo con seguridad.

En el comedor de la empresa

Hay personas que tienen un comedor con cocina propia en la empresa y tienen las comidas incluidas. En este caso, lo más útil suele ser ir escalando paso a paso hasta llegar a hablar con el personal de la cocina. Por lo general, viene bien que tu jefe o el departamento de recursos humanos estén al tanto de que necesitas comer sin gluten pero que seas tú quien se asegure de ello. Puedes averiguar qué tipo de platos se preparan, las posibilidades que tienen de hacerte algo separado y especial según el espacio que tengan en la cocina y sus conocimientos en la materia. Si ves que necesitan ayuda, puedes plantearte la posibilidad de darles unas indicaciones sencillas para que te puedan preparar tu comida diaria, variada y con seguridad. Sin embargo, si no lo ves claro, es probable que tengas que llevarte tu táper. En este caso, podrías pedir que te lo guardaran en una nevera y que te lo pudieras calentar en un microondas.

Hay otras compañías que encargan la comida de sus empleados a negocios de *catering*. En general, suelen ser empresas que disponen de opciones sin gluten seguras, pero no está de más que lo compruebes. Recuerda, en estos casos, mirar platos o ingredientes sospechosos: si en tu menú incluyen platos como las lentejas, desconfía y hazles saber que no suelen ser seguras.

En los cumpleaños y otras ocasiones especiales de los compañeros

En la mayoría de las empresas, es habitual que, cuando alguien cumple años o vuelve de viaje de algún lado, lleve algo para compartir con todas las compañeras: una bandeja de palmeritas, bizcochos, monas, *casadielles*... Hay muchas ocasiones en las que puedes hablar de tu vida singlutenista antes de que se dé una de estas situaciones e incluso que ofrezcas ejemplos de cosas ricas sin gluten que se encuentran en el mercado. Esto les ayuda a tenerte presente para tener contigo el mismo detalle que con el resto del personal de la empresa. Pero si llega el momento y no se han acordado de ti, no tienes por qué callarte. Puedes mencionarlo amablemente para que se den cuenta del despiste, ofrece ideas y da referencias de dónde se pueden comprar: no hace falta que encarguen a un obrador de otra provincia una mona de Pascua solo para ti, pero si el día que todos los demás comen un dulce tú tienes galletas o chocolate, la situación ya mejora mucho.

Es cierto, nadie está obligado a traer comida para nadie y, cuando hacemos estas cosas, sencillamente estamos teniendo un detalle. Pero qué desagradable e innecesario es que te dejen fuera del detalle habiendo opciones, ¿no?

En la cena de empresa

Personalmente, soy partidaria de meterse hasta la cocina en estas situaciones. No literalmente, ya imaginas, pero qué fácil sería si fueras tú quien decidiera dónde se hace este año la cena de Navidad, ¿verdad? A veces hay que tener un poco de picardía y hacer buenas migas con quien se encargue de organizar estos eventos. Hazte visible, échale morro y propón ideas adecuadas para la ocasión.

Cuando no sea posible, plantéatelo como el restaurante impuesto (el mismo que el de las bodas), habla directamente con el local y ten presente que hay veces en las que es suficiente con poder comer para participar en la actividad. Quiero decir con esto que quizá en una boda a 150 euros el cubierto no vas a dar por válida una pechuga de pollo a la plancha y un tomate en rodajas, pero en una cena de Navidad tal vez sí te pueden poner aparte unos langostinos, un poco de jamón y un buen pescado con verduras y patatas, aunque no puedas comer el plato de setas en tres texturas y el milhojas que tendrán tus compañeros. De esta manera, al menos, puedes disfrutar del evento.

Las reuniones de trabajo

Las posibilidades de conducir estas comidas hacia donde te interesa van a estar muy condicionadas por cuál sea el motivo de la reunión. En todo caso, de nuevo te animo a que alces la voz siempre que puedas para proponer un lugar en el que comer. En este sentido, es cierto que no siempre puedes tener a tu alcance un lugar seguro, cercano y adecuado para la ocasión: quizá llevar a los directivos de la empresa que está haciendo negocios con la tuya a una multinacional de hamburguesas no sea la mejor idea.

Sin embargo, sí puedes tener localizados restaurantes en tu zona que o bien tengan una oferta sin gluten validada y la presencia adecuada para la ocasión o sean locales de bajo riesgo. En este segundo caso, contacta con anterioridad con el restaurante y hazles saber la situación. Asegúrate de que entiendan que necesitas establecimientos aliados en esa zona para las reuniones de negocio tan importantes y numerosas que tienes a lo largo del año. Seguro que, con la motivación adecuada, pueden acomodarse a tus necesidades.

Si no has podido preverlo, llama a un restaurante singlutenista cercano o al que os podáis desplazar, a uno en el que hayas tenido buenas experiencias o a uno de emergencia. Si la situación es muy incómoda y no ves manera alguna de comer con todos, propón unirte al café posterior y busca una alternativa para ti sola. Suele ser muy útil tener un plan alternativo siempre para ti, por si todo fallara, lo cual puede ser desde un táper que te hayas llevado hasta una tortilla de patata precocinada y una botellita de gazpacho que te compres en un supermercado cercano.

Una de las cosas que se trabajan en el seguimiento singlutenista es precisamente esto: si algún aspecto de la vida social se te está haciendo más difícil o ha cambiado hace poco y no sabes cómo manejarlo, acude a tu dietista para que te ayude a encontrar la mejor manera para ti.

«Voy a un congreso»

La pausa del café o la hora de la comida durante un congreso suelen ser poco consideradas con las singlutenistas. Tanto en el momento de inscribirte como un par de días antes del evento, pregunta a la organización si habrá opciones aptas para ti. Muchas veces, esto sirve para darnos visibilidad y poco más porque, cuando llega el momento, no hay nada sin gluten o no están separadas o sí lo están, pero todo el mundo come de ellas y te quedas tú sin comer. Hay ocasiones en las que las cosas salen bien y puedes ser una más, pero procura que esta situación no te pille nunca con la mochila vacía o sin un supermercado cerca.

«Tengo una formación de trabajo durante varios días»

A los singlutenistas muchas veces no nos queda otra opción más que armarnos de paciencia, organizarlo todo con mucha antelación y hasta quedarnos con una opción aceptable pero no ideal. Cómo te puedas desenvolver en estas situaciones va a estar muy condicionado por el lugar en el que se desarrolle el evento, los horarios que tengas y con cuántas personas lo compartas.

En grupos pequeños y en lugares con una buena oferta singlutenista es más fácil que seas una más a la hora de las comidas, aunque tengas que proponer dónde comer y hacer personalmente las reservas. En otras ocasiones, es más factible que te organices por tu cuenta: consigue un alojamiento en el que te puedas cocinar o calentar comida, llévate tápers preparados, pide a domicilio o localiza restaurantes aptos cerca. Si vas a encargar algo para que te lo entreguen en el centro formativo, hazlo con tiempo y acuerda la hora de entrega para que no se te retrase la comida. Cuando las jornadas formativas sean largas y el tiempo escaso, llévate algo que te alimente, se conserve bien y se pueda comer ágilmente, como un sándwich, algo de fruta y unos frutos secos.

En estos eventos, muchas veces se organizan comidas o cenas de cierre de las jornadas y, entonces, te toca gestionarlo como el restaurante impuesto. Ten siempre una alternativa por si todo fallara, pero contacta con la organización y el restaurante para asegurarte de que vas a poder comer.

Otras veces, no se prevé ninguna comida final con todos los asistentes, pero surge sobre la marcha. Participa en la medida de tus posibilidades, pero, si hay algún restaurante cerca, te invito a que lo propongas al grupo. Muchas veces, prevemos estos lugares para nosotras (asegúrate de reservar siempre que puedas) y el resto de las asistentes se apuntan a nuestro plan.

Inés viajaba a Madrid cada dos meses por trabajo y se quedaba una semana allí. Asistía a unas jornadas formativas que duraban todo el día, desde las ocho de la mañana hasta las ocho de la tarde. Su empresa era consciente de que necesitaba facilidades en torno a la comida, por lo que le facilitaban elegir el alojamiento, de tal forma que siempre se iba a un apartamento en el que pudiera prepararse su comida.

Por lo general, se llevaba platos preparados que conservaba en la nevera o congelaba para toda la semana. Sin embargo, esto le suponía mucho trabajo previo y había ocasiones en las que, sencillamente, no le daba tiempo. Cuando me preguntó en la consulta singlutenista por ello, ya había puesto en marcha algunos de sus recursos: localizaba cerca algún supermercado en el que comprar platos preparados, pero se cansaba de comer lo mismo toda la semana.

Aunque no habría sido posible en cualquier destino, en lugares como Madrid hay una buena oferta de restaurantes singlutenistas que tienen servicio de entrega a domicilio. Al proponerle esta opción, se le abrió un mundo: no solo podría comer de una forma más variada, sino que, además, ganaría mucho tiempo y hasta podría alojarse en un hotel al que, como mucho, se llevaría algo para el desayuno.

«Mis amigos y yo nos vamos de excursión»

En los lugares con pocos restaurantes seguros, este plan es ideal para comer de pícnic como una más. Aunque nunca está de más investigar la zona a la que os vais de excursión, por si hubiera cerca algún lugar seguro en el que comer, los días en la naturaleza son la excusa perfecta para que cada persona se lleve su comida.

Con el tiempo y con un entorno favorable, puedes darles instrucciones e ideas de comidas que llevar para compartir entre todos: alguien puede hacer una ensalada de pasta sin gluten, otra persona puede preparar una tortilla o unos filetes de pollo empanados con pan rallado sin gluten y se pueden comprar aperitivos. Si tienes buena mano en la cocina, puedes preparar tú algo como una empanada o un bizcocho de chocolate para merendar y ya tenéis la comida lista.

«MI HIJO SE QUEDA A COMER EN EL COMEDOR ESCOLAR»

Las escuelas infantiles y los centros escolares tienen la obligación, según la ley 17/2011 de seguridad alimentaria y nutrición, de ofrecer menús aptos para los singlutenistas. Se debe proporcionar a las familias la programación mensual detallada y la oferta debe ser lo más similar al menú sin restricciones alimentarias. Además, en el caso de que no se puedan garantizar las medidas de seguridad adecuadas, deben ofreceros un espacio de refrigeración y calentado de la comida que llevéis desde casa. Para todo ello, es posible que os soliciten un certificado médico que justifique la necesidad.

En la práctica, la mayoría de las singlutenistas tienen opciones aptas. Sin embargo, es más que recomendable que te acerques al centro a informarte no solo de qué van a ofrecer a tu hijo, sino también de cómo se desarrolla el momento de la comida, la manipulación que se hace en la cocina y el papel de los monitores del comedor. Te recomiendo concertar una reunión al comienzo de cada curso y siempre que detectéis que pueda haber un error en la gestión. Es importante que, desde el principio, comuniques que no se le dé lentejas a tu singlutenista, que revises el menú cada mes para confirmar que se cumple y que no se está usando otros ingredientes de alto riesgo.

Por supuesto, traslada a tu hijo que solo coma su comida, que cuide que no le caiga nada encima y que siempre se asegure de que, cuando le sirven, saben que es celíaco. Esto también es importante en los recreos y conviene educarlos desde bien pequeños para que no compartan comidas con sus compañeros, ante los riesgos de que haya reacciones adversas o atragantamientos. Tampoco deben compartir sus botellas de agua.

Hay centros escolares en los que ya se hace una clara diferenciación entre los lugares para comer y aquellos para jugar. Esto ayuda a minimizar el riesgo de que se intercambien comida o se produzca un contacto cruzado a la vez que previene el riesgo de atragantamiento.

En las consultas de seguimiento singlutenista, este es un punto muy importante que revisamos siempre y es conveniente llevar un control periódico de la detección de péptidos inmunogénicos del gluten (GIP) en orina para monitorizar la adherencia a la dieta en el entorno escolar.

«Mi hijo se va de excursión con el colegio»

Aunque nuestros singlutenistas no hagan uso del servicio del comedor escolar, el equipo docente que los supervisa debe ser conocedor de su enfermedad y sus implicaciones, no solo para salvaguardar su salud, sino también para asegurarse de que no se produzcan discriminaciones o aislamientos sociales. Las actividades escolares deben ser inclusivas para todo el alumnado en condiciones de igualdad. Esto significa que, cuando se planteen actividades como una visita a una pizzería o se vaya a hacer pan en una granja escuela, el centro escolar debe garantizar la participación de tu hijo singlutenista. Aunque muchas familias optan por que sus hijos acudan con una protección adecuada (mascarilla, una muda de ropa limpia, un plato equivalente sin gluten en su mochila, etc.), es perfectamente legítimo que plantees a la organización que se hagan actividades alternativas en las que todos puedan participar en las mismas condiciones, sin peligros ni necesidad de adaptaciones.

Cuando asistan a ellas, lo ideal es que se lleven su comida, que la puedan identificar adecuadamente a través del código de colores, su nombre y la etiqueta «sin gluten», y que haya monitores que se aseguren de que el momento de la comida se desarrolla con normalidad y seguridad. Para ello, habla con sus profesoras y con el centro en el que se va a llevar a cabo la actividad y averigua qué protocolos llevan a cabo. Como pasaba en los restaurantes dedicados a los eventos, en estos lugares suelen ser conscientes del problema, pero siempre es importante asegurarse de que las medidas precautorias que se llevan a cabo son las adecuadas.

«Hay una celebración en el colegio o en el instituto»

Gracias al aumento de la consciencia en torno a las alergias, intolerancias y otras enfermedades que suponen restricciones alimentarias, cada vez se limitan más las actividades del aula en torno a la comida para minimizar los riesgos o se trabaja activamente en su prevención. De un tiempo a esta parte, en muchos colegios no se permite llevar comida para celebrar los cumpleaños y se opta por las celebraciones con actividades en las que puedan participar todos. Aun así, hoy en día la comunicación entre las familias y el equipo docente es muy fácil, de tal manera que, en caso de que alguien quiera llevar a clase alguna comida para compartir, todos aquellos niños con restricciones alimentarias tengan una opción apta. Puede ser muy útil darle algo sin gluten a la profesora al principio de la clase para que pueda ofrecérselo a tu hijo si no tiene una opción apta.

Por otra parte, cuando llega el final de curso o ciertas fechas especiales, en muchas escuelas infantiles y colegios se organizan fiestas que incluyen comida. Así, se reparte chocolate con churros, monas de Pascua o cualquier otra comida que pueda no estar indicada para singlutenistas o contaminarse a la hora de servirlo. Por suerte, las asociaciones de las familias del alumnado, que son las que generalmente se encargan de organizar estos eventos, son conscientes de que hay muchos niños con restricciones alimentarias. Como pasaba en las excursiones, averigua cuál es la alternativa sin gluten que le van a dar a tu hija, cómo se le van a ofrecer para que sea segura y propón alternativas si ves que lo que está previsto no es suficiente.

«Es el cumpleaños de la amiga de mi hijo»

Ningún pequeño singlutenista debe quedarse excluido de las celebraciones. Es determinante que traslademos a las otras familias la importancia de que nuestros hijos puedan participar como uno más preservando su integridad y, a la vez, ofrecer maneras sencillas y accesibles de llevarlo a cabo. Establecer una buena vía de comunicación y una actitud positiva y resolutiva desde el principio nos puede ayudar muchísimo a marcar cómo se van a desarrollar estos eventos, que no son pocos, a lo largo de toda la vida escolar de nuestros pequeños.

Aunque encargarnos de todo y llevarles la comida es una opción muy fácil y, en ocasiones, la única posible, si establecemos esta como la dinámica habitual, es posible que transmitamos desconfianza y que todo esto sea demasiado difícil para los demás. Por supuesto, soy consciente de que en el corto plazo es lo más seguro y práctico. Sin embargo, te invito a que, en la medida de tus posibilidades, involucres a las otras familias en la promoción de unos eventos inclusivos con la diversidad de las necesidades de todos los niños.

Estos son los cuidados necesarios para que tu hijo pueda acudir con seguridad a un cumpleaños:

1. Contacta con antelación con la familia de la celebración, averigua dónde va a tener lugar el evento y quién se encargará de la comida.
    a. Si se trata de un parque infantil o un restaurante, habla directamente con el local y pregunta no solo por la seguridad de la oferta y qué cuidados implementan en la

cocina y en la mesa para garantizarla, sino también qué van a servir a tu hija y a los demás.
   b. Si la familia va a organizarlo en casa, averigua qué habrá para comer, propón opciones de productos y marcas sin gluten que estén ricos y ofrécete a resolverles las dudas que les surjan. Si se van a preparar platos caseros, dales indicaciones sencillas: que dejen primero las cosas separadas para tu hijo, de tal manera que ni en la preparación ni durante la celebración haya riesgos de que se produzca un contacto cruzado con gluten. Puede ser especialmente útil que a tu hijo le ofrezcan platos ya preparados de los cuales tengáis la certeza que son sin gluten, como tortilla de patatas, gazpacho o hummus comprados.
2. Pregunta expresamente por la tarta de cumpleaños, qué opción han previsto para la singlutenista y asegúrate de que esté a la altura de la tarta. Si todos los asistentes tienen un trozo de tarta y tu hija tiene cuatro caramelos, no va a ser una solución equivalente. Puedes proponer alguna alternativa, dónde comprarla e incluso facilitársela.
3. Siempre, pase lo que pase, que tu hijo lleve una mochilita con su merienda. Asegúrate de que sea similar a lo que van a comer los demás y dale indicaciones a alguno de los adultos responsables que asistan al cumpleaños sobre cómo manipularlo en caso de ser necesario. Por supuesto, que tu hijo sepa también que eso es solo para él si lo necesita. Si todo falla, tendrá una opción segura y rica.
4. Pon en valor el resto de la celebración más allá de la comida: la fiesta, los juegos, las amigas y el compartir.

Era el cumpleaños del suegro de David y, como cada año, lo celebrarían en la casa familiar. David recordó que a su suegro le encantaba la tarta de manzana que compraban en una panadería con gluten cercana, así que le ofreció a su pareja preparar una igual, pero sin gluten. Su pareja se negó y dijo que no haría falta, que sus padres no suelen comer dulces porque no quieren engordar. David insistió: le parecía que, en ocasiones como aquella, sí querrían un postre, pero su pareja se negó.

Al llegar a la casa de la familia de su pareja, efectivamente encontraron la tarta de manzana con gluten. Nadie había reparado en que David no podría comer nada de postre, pero, al menos, fue la última vez que su pareja le dijo que no llevara algo sin gluten para compartir.

«Mi hijo adolescente va a salir con sus amigos»

Aunque, llegado el caso, puede llevarse su propia comida, en la adolescencia suelen ser especialmente útiles las cadenas de restauración: muchas de ellas tienen opciones validadas por la Federación de Asociaciones de Celíacos de España y menús a precios más asequibles para sus bolsillos. De esta manera, pueden compartir mesa con sus amigas y sin demasiadas diferencias entre lo que comen.

Por supuesto, es muy importante que sean conscientes de la necesidad de seguir haciendo la dieta estricta sin gluten, de identificarse como singlutenistas al hacer el pedido y de confirmar que lo que les traen sea seguro para ellas. Pero igual de vital es que puedan tener una vida social plena, por lo que, si os encontráis con dificultades en esta área, pueden ayudaros tanto la consulta dietética como la psicológica e incluso el centro escolar.

«Siento que me estoy perdiendo planes»

A lo largo de nuestra vida singlutenista, hay momentos en los que tenemos más energía y ganas para ser previsoras, organizarlo todo y hacernos ver, y otras en las que menos. Además, como hemos visto, la implicación de nuestro entorno es crucial.

Es cierto que la vida singlutenista está llena de todo aquello que no podemos hacer. Sin embargo, está en nuestra mano dar con el modo de hacerlo. Para ello, es importante localizar cuál es la barrera: las intervenciones que podamos hacer serán distintas si el problema es que no sabemos qué cuidados tenemos que pedir en un restaurante, o si lo que nos genera mucha ansiedad es «arrastrar» a nuestros amigos hasta el restaurante en el que podemos comer. En todo caso, un abordaje interdisciplinar entre la dietética y la psicología sería lo ideal, por lo que te animo a que pidas ayuda especializada.

Lo más importante que debes saber es que no tienes por qué perderte nada. Eso sí: es posible que, en ocasiones, tu comida no sea la ideal ni la más adecuada para la ocasión, pero siempre puedes participar de todo tipo de actividades.

«Mi entorno no me entiende o dice que exagero»

Cuando hablamos de nuestras interacciones sociales en torno al singlutenismo, me gusta señalar tres tipos de límites:

1. Verde: consiste en comunicar nuestras necesidades de manera accesible, práctica y cercana, de tal modo que nuestro entorno pueda tenerlas presentes. En este punto es importante ofrecer una actitud cooperativa: no pretendemos que nuestros amigos y familiares lo tengan todo claro y nos lo den todo hecho, sino que nos tengan en cuenta y sean proactivos. Este límite nos ayuda a prevenir las siguientes situaciones.

Marta e Isabel se casaban e invitaron a sus amigos Alberto y Diana. Ella es celíaca, así que les pidió a sus amigas si, más allá de comunicar al restaurante su necesidad de un menú sin gluten, podía hablar directamente con ellos para facilitarles la tarea y asegurarse de que todo iría bien.

2. Naranja: lo empleamos cuando ha habido algún error o alguna negligencia por parte de nuestro entorno. Nos sirve para señalar que algo no se ha hecho de la manera correcta y prevenir que se repita. Después de establecerlo, es importante que todo siga su curso y vuelva a la normalidad.

El día de Reyes, se celebraba la comida en la casa de la abuela de Mónica, que es una niña celíaca. Su padre, Juan, había revisado los días anteriores que todo fuera a ser seguro para su hija y habían acordado que la abuela compraría el roscón de Reyes sin gluten en el supermercado. Tras la comida, la abuela anunció que en el súper no quedaba ningún roscón sin gluten, así que Mónica no tendría nada de postre. De manera calmada pero firme, Juan señaló que no era de recibo que toda la familia comiera roscón menos su hija, que en el futuro habría que comprar con más antelación y que, en todo caso, en el momento en el que no se encuentra el roscón, hay que buscar una alternativa y no esperar al último momento para revelarlo. La abuela se disculpó con Mónica y su padre le preparó rápidamente unos creps.

3. Rojo: este límite llega cuando no hay manera de que se respeten los dos anteriores. Hay veces en las que, por más que expliquemos nuestra situación y facilitemos las alternativas, nos encontramos con personas desconsideradas que hacen comentarios impertinentes y ponen nuestra salud en riesgo. Si llegas a este punto, es posible que te tengas que replantear cómo es la relación con esa persona. En ocasiones, optas por verla fuera de un contexto de comida. En casos más extremos, supone una ruptura de la relación.

> Era la enésima vez que el cuñado de Ana la llamaba exagerada, hacía comentarios jocosos de su enfermedad y mojaba su pan en la salsa del plato central. Cuando, riéndose y para sorpresa de toda la familia, le tiró una bola de miga de pan desde el otro extremo de la mesa, Ana dio por terminada la comida y no volvió a compartir mesa con él.

No dudes en pedir ayuda profesional si te cuesta marcar límites y mantenerlos. Muchas veces, más que con nuestra vida singlutenista, tiene relación con que no sentimos que merezcamos este respeto y estas consideraciones, o que estamos acostumbradas a ser nosotras siempre las que se amolden o lo solucionen todo. A través de la terapia psicológica, puedes aprender otras maneras de gestionar esto que te ofrezcan la calma, los cuidados y la tranquilidad que mereces y necesitas.

«Ha habido algún imprevisto grave»

Hay veces en las que lo de la comida es lo de menos: cuando ha habido un accidente, tenemos a un ser querido hospitalizado o ha fallecido alguien, necesitamos ser muy prácticas.

Si puedes, encárgate tú de lo tuyo: llévate tu comida, pide algo a domicilio, coge algo preparado en un supermercado o vete a comer donde puedas y vuelve luego. Cuando tenemos a nuestra familia muy implicada, es fácil que, ante una situación como esta, surja la inquietud de qué va a pasar con tu comida y es el momento de que tú tomes las riendas y los demás se despreocupen.

Si no puedes encargarte tú porque eres una de las personas más afectadas por la situación, cuenta con alguien de confianza que conozca todos estos detalles. Siempre viene bien tener a alguien en nuestro entorno en quien puedas confiar plenamente para cocinar para ti, sin que tengas que supervisar nada.

«Creo que me he contaminado, ¿cómo puedo saberlo?»

Por ahora, solo hay un método objetivo que nos permita detectar si se ha consumido gluten: los sistemas de detección de péptidos inmunogénicos del gluten o GIP. Están disponibles tanto para orina como para heces y lo que detectan son las partes no digeridas que se excretan.

En el ámbito clínico, se utilizan para monitorizar la adherencia a la dieta sin gluten en distintos momentos de la vida singlutenista. En 2024, la Sociedad Española de Enfermedad Celíaca publicó un protocolo orientado a los profesionales del sector para que puedan hacer uso de esta herramienta para el seguimiento de los singlutenistas.

Además, se comercializan en kits domésticos que podemos tener en casa. Tanto el de orina como el de heces vienen con sus instrucciones de uso para que la recogida de las muestras sea lo más adecuada posible. Sin embargo, solo detectan si se ha consumido gluten en las últimas horas o días, según el método, y a partir de 50 mg. Y todo ello sin olvidar que los resultados también están condicionados por cómo haga la digestión cada persona. Así y todo, incluso con los riesgos de obtener un falso negativo, es una de las herramientas que usamos en la consulta dietética singlutenista para valorar qué tal se hace la dieta sin gluten en general y para detectar errores en espacios concretos.

> Pedro iba a pasar unos días en la casa de sus abuelos. Aunque estaban muy implicados con los cuidados de sus comidas, al tercer día empezó a tener síntomas que les hicieron sospechar que podría estar comiendo gluten sin saberlo. Cuando volvió a la casa de sus padres tras una semana, le hicieron una prueba de GIP en heces que fue positiva. Esto ayudó a toda la familia a tomar consciencia de la necesidad de revisar de nuevo todo lo que se hacía en la casa de los abuelos hasta detectar dónde se había producido el error.

«¿Puedo denunciar a un restaurante que me ha contaminado?»

Si tienes la sospecha o la certeza de que han podido darte gluten en un restaurante, puedes poner una reclamación oficial allí mismo para que los organismos competentes revisen qué puede haber pasado.

Sin embargo, hay ocasiones en las que no sea la actitud más constructiva y quizá puedas plantearte enfocarlo de otra manera. Además, ten en cuenta que difícilmente podrás probar que has consumido gluten en el local por un error suyo. Es decir, puedes no tener síntomas y haber ingerido gluten o puedes tenerlos y que no se deban a algo relacionado con el gluten, sino que te haya pasado cualquier otra cosa. Pero puede haber señales de alarma que te hagan sospechar que haya errores en algún punto de la cadena y sobre esto sí puedes pasar un reporte. Te doy algunos ejemplos de las distintas situaciones:

- El restaurante está validado por una asociación de celíacos y ha cometido un error (tienes claro que te han dado algo con gluten, como un pan que luego descubrieron que no era apto): ponlo en conocimiento de los responsables del establecimiento y de la asociación de celíacos. Pide a ambas partes no solo que se atienda el asunto, sino que te informen de cuáles son las medidas correctoras y preventivas que se van a establecer para que no vuelva a suceder y haz un seguimiento en unos meses si no tienes noticias de ellos.
- Está validado por una asociación y has observado alguna gestión incorrecta o has tenido síntomas, pero no tienes claro si has comido gluten: ponlo en conocimiento de la asociación y del restaurante igualmente, y hazles ver que no puedes garantizar que se estén cometiendo errores, pero que por una serie de circunstancias crees que sería útil hacer un repaso de la formación y la acreditación del local.

- No está validado por una asociación de celíacos, pero tenías buenas referencias del establecimiento y ha habido un error claro: házselo saber a los responsables y, si ves una actitud positiva, ponlos en contacto con la asociación de celíacos para que puedan formarles en la materia. Si se ponen a la defensiva, escurren el bulto y por poco te echan la culpa a ti, pon la reclamación. Es posible que, con esto, lo que consigas sea que retiren la oferta, pero, dado que no era segura ni tenían intención de que lo fuera, que desaparezca es lo mejor que puede pasar.

«Me da vergüenza hacer tantas preguntas, ¿es tan malo que me arriesgue?»

Sí. Más allá de los síntomas que puedas presentar en un momento dado, ya conoces los riesgos a medio y largo plazo de exponerte al gluten siendo singlutenista.

Para desenvolverte mejor en estas situaciones, lo ideal es que puedas averiguar toda la información relevante para ti a través de una conversación que no parezca un interrogatorio. Puedes apuntarte en un papel lo que quieres saber, ensayar tus preguntas, incluir coletillas que te hagan sonar más cómplice y dar respuesta a los comentarios de la otra persona de tal manera que vea que construyes sobre lo que te dice.

Además del abordaje psicológico que te puede ayudar a sobreponerte a la timidez en estas situaciones o sentirte con mayor confianza para trasladar tus necesidades, en la consulta dietética llevamos a cabo juegos de rol que te entrenan para desenvolverte en escenarios que te pueden suponer una barrera.

«¿Puedo comer en otros lugares que no sean bares y restaurantes?»

Hay otros muchos lugares en los que comemos a lo largo de nuestra vida, por lo que vamos a hacer un repaso sencillo de qué opciones tenemos en cada uno de ellos.

Cines

Las palomitas saladas que solo estén hechas de maíz, aceite y sal son sin gluten. Las que tienen un mayor riesgo son las dulces, que tienen otros muchos ingredientes. Además, debes confirmar que en una misma máquina no se hagan dulces y saladas en momentos distintos y que la manipulación sea la adecuada para evitar el contacto cruzado entre unas y otras.

Heladerías

Aquí, entran en juego cuatro factores que determinan si los helados son aptos para singlutenistas:

1. Los ingredientes.
2. Dónde y cómo se elaboran.
3. La exposición.
4. La manipulación a la hora de servirlos.

Igual que con los restaurantes, hay heladerías validadas por las asociaciones de celíacos, que deben ser siempre nuestra primera opción. En caso de que no tengas ninguna cerca y tengas buenas referencias de otras, confirma que los cuatro puntos te ofrecen la seguridad suficiente. Ten en cuenta que, a la hora de servir los helados, igual que pasaba con la tarrina de queso o el bote de mermelada en casa, se contaminan aquellos que se manipulen con utensilios que han estado en contacto con algo con gluten. Así, si en la tienda hay helados y cucuruchos con gluten, necesitas que te sirvan el tuyo de una zona que no se haya visto expuesta a un posible contacto cruzado con gluten o de una cubeta diferente.

Puestos de comida callejeros o sobre ruedas

En estos espacios es casi imposible garantizar la ausencia de contacto cruzado con gluten si no son cien por cien sin gluten. Son espacios muy pequeños que trabajan a un ritmo muy rápido en los que difícilmente se puedan detener a cuidar ciertos aspectos.

Parques temáticos

En muchos de ellos, si no en todos, hay opciones sin gluten. Sin embargo, en algunos casos, la oferta es muy mala. Te recomiendo que, antes de acudir a uno de ellos, averigües qué platos hay, en qué lugares del parque se sitúan, si puedes llevar tu comida libremente o si necesitas un certificado médico para ello.

Hospitales

Si tienes un ingreso hospitalario, deben garantizarte un menú sin gluten. Ten mucho cuidado con esto y confírmalo siempre que te traigan tu bandeja porque suele haber errores.

En las cafeterías de los hospitales no siempre hay opciones seguras, por lo que te recomiendo llevarte siempre algo o, si estás acompañando a alguien durante varios días y no te pueden ofrecer nada, pedir comida a un restaurante que tenga servicio de reparto o a alguien de confianza.

Conciertos y festivales de música

Consulta con la suficiente antelación la oferta de comidas que hay, las restricciones respecto al acceso con ella y si puedes saltártelas con un certificado médico. Si te dicen que hay opciones, confirma de qué tipo son y que sean seguras: con mucha frecuencia, no tienen en cuenta el contacto cruzado ni son conscientes de qué ingredientes pueden tener gluten no declarado.

Por lo general, en estos eventos no hay comida sin gluten segura, por lo que probablemente te toque ingeniártelas. Si se trata de un festival en el que vas a pasar varios días, además de pedir que te traigan la comida a través de algún servicio de reparto, puede ser una buena idea llevarte un táper, cubiertos, fruta fresca y conservas y platos preparados que no necesiten refrigeración. Por ejemplo, puedes llevarte latas de verduras, vasitos de quinoa y latas de atún y prepararte una ensalada con una vinagreta o salsas que lleves en monodosis.

Cafeterías

No hay ningún cuidado especial que necesites a la hora de tomarte un café. Con frecuencia, nos surge la duda de si el vaporizador de leche se queda contaminado con trazas de gluten en caso de que se utilice con bebidas vegetales que puedan contenerlo. Esta es otra de esas cosas de nuestro mundo que no podemos medir, pero no parece que supongan un riesgo razonable, por lo que puedes pedirte el café con leche sin problemas. Si eliges una bebida vegetal, comprueba en el recipiente que sea sin gluten.

Teterías

Puedes tomar té e infusiones en cualquier local siempre y cuando se preparen en un filtro de papel y no sueltas.

Residencias

Por ahora, no hay un reglamento específico que obligue a las residencias de estudiantes y de ancianos a ofrecer menús adaptados para las singlutenistas. Sin embargo, igual que en cualquier establecimiento de restauración colectiva, en caso de ofrecerse debe garantizarse la seguridad alimentaria.

Si tú o algún familiar singlutenista vive en una residencia, al igual que en los comedores escolares, averigua qué menú se sirve cada mes, sus ingredientes y cómo evitan el contacto cruzado con gluten.

Quédate con esto:

1. Habla con tu entorno: hazles saber cómo pueden apoyarte, pide y ofrece flexibilidad y explica con paciencia lo que haga falta.
2. Pon límites y mantenlos.
3. Rodéate de personas que te hagan la vida singlutenista más fácil.
4. Toma la iniciativa y ten previsión: planifica, anticípate y organiza todo lo que puedas.
5. Localiza los restaurantes amigables con los singlutenistas y hazte un mapa para compartirlo con tu entorno.
6. Ofrece instrucciones sencillas tanto a tus seres queridos como a los restaurantes en los que necesites comer si no tienes alternativas.
7. Identifícate siempre como singlutenista a la hora de reservar una mesa, pide tus platos expresamente sin gluten y confirma que lo sean cuando te lleguen a la mesa.
8. Si notas que el desgaste emocional o la carga mental te empiezan a pesar, pide ayuda a una psicóloga.
9. Desarrolla habilidades que te faciliten la gestión de tus situaciones sociales, resuelve tus dudas en tus revisiones singlutenistas y pide ayuda si ves que se te dificulta.

VIAJAR SIN GLUTEN Y SIN LÍMITES

La vida singlutenista varía muchísimo de unos lugares del mundo a otros. La cantidad de personas diagnosticadas y cómo de visibles sean tiene una correlación muy importante con el conocimiento que haya en ese lugar sobre las patologías relacionadas con el gluten, la oferta de alimentos disponible y la seguridad alimentaria singlutenista en sus establecimientos de comida. Además, esto influye enormemente en la consciencia política en torno a la enfermedad celíaca para establecer las legislaciones pertinentes que velen por nuestra seguridad.

Es innegable que la gastronomía es un aspecto muy importante de conocer otros lugares, no solo porque necesitamos comer durante el tiempo que pasamos en ellos, sino porque forma parte de la cultura de cada territorio. En este sentido, hay ocasiones en las que se nos limita mucho la experiencia, pero podemos disfrutar de otros aspectos del viaje que cobran un valor mucho más relevante.

Así, como singlutenistas, la previsión de las comidas nos ayuda mucho a disfrutar de nuestros viajes. No debemos olvidar que nuestra manera de viajar varía en gran parte dependiendo de una serie de factores que nos permiten organizarlo de una forma o de otra. Además, es posible que tus primeros viajes requieran mucha más estructura y que, a medida que vayas adquiriendo práctica, tengas una mayor capacidad de improvisación y adaptación.

Los elementos del viaje singlutenista

Resulta difícil establecer una única ruta para diseñar nuestro viaje ideal porque cada uno de ellos empieza desde un punto distinto y tiene unos condicionantes únicos: no viajamos igual si tenemos un torneo con nuestro equipo de vóley en la otra punta del país que si nos vamos de luna de miel con nuestra pareja o si nuestra empresa ha ganado un premio que debemos recoger en Montevideo. Incluso hay situaciones en las que lo que queremos es no planificar casi nada, tomarnos unos días de descanso que casi parezcan vacaciones de la vida singlutenista, y también podemos hacerlo.

Por ello, es importante tener presentes los distintos elementos que constituyen nuestros viajes para organizar qué va a pasar con nuestras comidas en función de su combinación.

El destino

Algunos destinos son más amigables con los singlutenistas que otros. Tu primer contacto a la hora de informarte sobre la oferta sin gluten en el lugar al que quieres viajar es la asociación de celíacos. Junto con las propias afectadas, son quienes mejor pueden informarte del panorama local. Pregúntales por la oferta de establecimientos seguros para singlutenistas, pídeles consejos respecto a tu plan de viaje (por ejemplo, si tienes previsto hacer alguna excursión o si vas a alguna ciudad en concreto) e infórmate sobre los productos que encontrarás en el mercado, tanto en lo relativo al etiquetado como en la disponibilidad de algunos de ellos que te interesen. Si la asociación no existe o no está profesionalizada, es señal de que la incidencia de la enfermedad celíaca es más baja y es probable que la oferta segura sea más escasa.

Además, puedes localizar páginas web, blogs y redes sociales de singlutenistas que vivan allí o que hayan viajado recientemente. Estas experiencias las encontrarás también en algunas aplicaciones móviles que se alimentan de las aportaciones de los usuarios. Al igual que pasaba cuando buscábamos restaurantes aptos, esta información te ayudará a hacer un primer acercamiento, pero siempre debes comprobar que sea fiable y esté actualizada.

Esto determina, en gran medida, la disponibilidad de restaurantes, lo seguros que son y su ubicación. Hoy en día, en las zonas más turísticas es posible encontrar más referencias de otros singlutenistas que hayan viajado allí. Sin embargo, ten en cuenta que no todas las personas están igual de concienciadas respecto a los cuidados necesarios para la vida singlutenista, y que la hostelería es un sector en el que la carta y el personal cambian con mucha frecuencia y facilidad. Por si fuera poco, hoy en día muchas personas piden platos sin gluten por elección y no por necesidad, por lo que, con frecuencia, no le dan mayor importancia al contacto cruzado con gluten. Por ello, te recomiendo que siempre indiques que llevas una dieta sin gluten por un motivo de salud.

Ten presente que la oferta de opciones aptas en las cadenas de restauración varía de unos países a otros; que en tu país haya alguno de estos establecimientos con platos sin gluten seguros no quiere decir que esto sea así en la misma empresa situada en otro país.

El lugar al que viajes es clave para el tipo de productos que puedes encontrar en el mercado. Por supuesto, siempre tenemos a nuestra disposición los cereales por naturaleza sin gluten, las carnes, los pescados, las legumbres, los huevos, las verduras y la fruta. Esto te permite comer o cocinar por todo el mundo, siempre y cuando se cuide la manera de prepararlo. Ten en cuenta que hay lugares en los que maceran las carnes en salsas o zonas en las que utilizan vinagre de cebada (por ejemplo, para hacer el arroz del sushi) que puede contener gluten por encima de 20 ppm. Por lo demás, sobre todo en estancias más largas o si vas a cocinar en tu destino, es recomendable que investigues qué productos específicos encontrarás en los supermercados.

El motivo

Si tu viaje es de placer o por necesidad condicionará de maneras distintas las posibilidades de gestionarte la comida. En general, cuando nos vamos de vacaciones, de escapada de fin de semana o de fiesta, suele haber más espacio para la flexibilidad en cuanto a los horarios y los lugares de las comidas. En algunos casos, como en los cruceros y en los viajes organizados, aunque se hagan por placer, solemos tener un horario y unos recorridos mucho más estrictos que es posible que no te ofrezcan tanta libertad a la hora de elegir dónde comer.

Esta situación también nos la encontramos cuando viajamos por trabajo, de viaje de estudios o de intercambio académico: con frecuencia, en estos casos hay un margen de maniobra mínimo en el que puedes montártelo por tu cuenta si lo necesitas, pero lo más habitual es que estés supeditada al itinerario de la actividad.

En estas circunstancias, conocer de antemano los recorridos y los horarios de comidas te será muy útil para proponer alternativas o buscarlas para ti mismo, contactar con el restaurante o llevarte tu propia comida.

A veces, el motivo de tu viaje puede ser una mudanza temporal (por ejemplo, un año estudiando o trabajando fuera de tu residencia habitual) o indefinida. Tener en cuenta cómo de fácil es vivir sin gluten en tus opciones de destino te ayudará a tomar una decisión más informada y organizarte en consecuencia.

La compañía

Viajar solo, en pareja o con una amiga te ofrece muchísima más libertad para decidir los planes de ocio, cultura y comida. Sin embargo, cuando viajamos con un grupo de personas, suele ser más difícil encontrar lugares que se acomoden a todas las necesidades y, en momentos determinados, será necesario que vayas por tu cuenta a la hora de comer. Esto varía en función de la confianza que tengas con las personas del grupo e, incluso cuando más confianza hay, de la posibilidad de encontrar mesa para un grupo grande de personas en los pocos lugares en los que puedes comer. Por ello, resulta especialmente útil hacer, con antelación y de manera responsable, las reservas que necesites.

Otros factores importantes son la edad y la movilidad de las personas que se van de viaje, sean singlutenistas o no. Por ejemplo, si viajas con un niño, una persona mayor o alguien con movilidad reducida, debes tener en cuenta sus necesidades de descanso o accesibilidad. Si los restaurantes seguros se sitúan lejos de las zonas de paso más turísticas, es necesario acomodar el desplazamiento a las personas con necesidades especiales.

La duración

Al igual que pasa con la ropa que nos llevamos en la maleta, un viaje de solo unos días se gestiona de una forma completamente distinta a uno de varias semanas. Y, por supuesto, es un mundo aparte si lo que pretendes es mudarte. La necesidad de establecimientos de comida, la oferta de los supermercados y lo que te lleves en tu maleta estará muy condicionado por cuánto tiempo vas a pasar en tu destino.

El alojamiento

Cada tipo de alojamiento nos ofrece una serie de servicios distintos y esto incluye la comida. Lo adecuado de cada uno de ellos depende de tu presupuesto, de la seguridad que te ofrezca el establecimiento y de la disponibilidad de restaurantes y supermercados por la zona.

Dependiendo del tipo de viaje que vayas a hacer y del destino que tienes en mente, varían tus posibilidades de elegir alojamiento. Por lo general, aquellos destinos en los que es más difícil encontrar una oferta singlutenista segura son los más adecuados para buscar alojamientos en los que tengas más libertad de movimiento, como alguno con cocina (privada o compartida, con todos los cuidados necesarios) para prepararte tu comida a diario.

El transporte

Cómo te desplaces hasta tu destino o, incluso, si tu viaje combina el transporte y el alojamiento (como en el caso de las caravanas o los cruceros) supondrá unas limitaciones para el transporte de tu comida. Además, en algunos de tus desplazamientos, por ser de mayor duración, necesitas prever los momentos de las comidas.

El equipaje

Aunque hablaremos más detenidamente sobre qué llevar en nuestro equipaje que nos haga los viajes mucho más fáciles, es indudable que es un elemento muy importante del viaje singlutenista, tanto por lo que nos ayuda en la previsión como por lo que nos condicionan las limitaciones en torno a él.

El tipo

En ocasiones, querrás hacerte un viaje gastronómico en el que disfrutar de la comida del lugar al que vayas de una manera sencilla y segura. En otras, es posible que busques descansar, olvidarte de todo y pasarte un par de semanas en la playa con todo hecho o en la montaña a tu aire. A veces, sueñas con vivir una experiencia determinada y todo lo relacionado con la comida pasa a un segundo plano. El tipo de viaje que quieras hacer también requiere de ti mayor previsión y flexibilidad en torno a la comida o mucha menos, con la posibilidad hasta de olvidarte de que eres singlutenista.

El presupuesto

Cómo no, tus posibilidades a la hora de viajar están muy condicionadas por los recursos que tienes disponibles para ello. Esto puede definir la duración, el tipo de alojamiento, el lugar al que te vas y cómo comes en tu destino. Tanto si tienes más recursos como si viajas con un presupuesto más ajustado, siempre encontrarás la combinación más adecuada para ti, aunque esto pase por ajustar tus expectativas.

El kit de viaje singlutenista

Sin duda, la maleta de la viajera singlutenista es una gran aliada y lo más importante es, con base en todo lo que te puedes llevar, crear tu kit de viaje ideal para cada situación. Veamos, por categorías, los distintos elementos que nos podemos llevar. Te incluyo, además, sugerencias sobre si llevártelos a mano o en la maleta, pero siéntete libre de establecer tu criterio en cada caso. Te adelanto que, dependiendo del destino y tu plan de viaje, es posible que no solo no te lleves apenas nada, sino que, incluso, te dejes un hueco en la maleta para traerte comida a la vuelta.

En todo caso, hasta para viajar a los lugares más favorables, siempre es recomendable llevarse algo de comida para la llegada y el primer día. Este recurso es muy útil por si algo falla en el trayecto y te retrasas, en caso de que llegues a una hora en la que todo está cerrado y para ahorrarte prisas al llegar.

Recursos

Certificado o informe médico	Asegúrate de que refleje que tienes una patología relacionada con el gluten y que necesitas (y no solo «se recomienda») una dieta sin gluten.
Mapa	En tu aplicación móvil de mapas, guarda todos los establecimientos que has localizado con opciones aptas. Incluye detalles como el tipo de comida, los horarios de apertura, si están validados por una asociación y su rango de precios. Guarda el mapa para que esté disponible sin conexión.
Tarjetas sobre la dieta sin gluten	Son unas tarjetas que explican brevemente y en varios idiomas qué es la enfermedad celíaca, en qué alimentos se encuentra el gluten y cómo preparar un plato de forma sencilla. Son muy útiles sobre todo para hacerte entender cuando el idioma es una barrera. Los encuentras en las asociaciones de celíacos de cada país y en las españolas, si en el destino al que viajas no existe una asociación. Esta iniciativa es originaria de www.celiactravel.com. Aunque sus creadores parece que llevan unos años inactivos, es posible que todavía encuentres en su web las tarjetas de muchos idiomas.
Palabras clave	Averigua cómo se dicen algunas palabras clave en el idioma del país al que viajas, si es que no lo hablas. Te serán útiles tanto para evitarlas en los etiquetados (trigo, cebada, centeno, avena, gluten, almidón) como para pedir cosas aptas (fruta, verdura, arroz, carne, pescado).
Sobres de suero oral de farmacia	Si te contaminas con gluten o tienes alguna diarrea inespecífica o del viajero, es conveniente que tengas estos sobres a mano para evitar deshidratarte.

| Probióticos | Pide en tu farmacia unos probióticos para la diarrea del viajero y consulta la dosificación adecuada en ese caso. |

Utensilios

Tabla de cortar	Si vas a cocinar, llévate una o dos tablas de corte pequeñas por si en el lugar en el que te alojas solo las tienen de madera.
Espátulas	Lleva también dos o tres espátulas de plástico o silicona que te sirvan para cocinar.
Tápers	Una o dos fiambreras te servirán de recipientes en los que transportar tu comida preparada (en el trayecto o en tu estancia) o como plato en el que prepararte una ensalada o echar unas conservas en un momento dado. Existen unos plegables que ocuparán mucho menos espacio cuando no los estés usando.
Cubiertos	Aunque, por supuesto, encontrarás cubiertos en cualquier lugar del mundo, llevar los tuyos te asegura tenerlos siempre a mano y no tener que pedirlos prestados si, por ejemplo, vas a hacer una excursión.
Cuchillo afilado o navaja multiusos	Tal vez en algún momento necesites cortar alguna comida o abrir algún paquete.
Bolsas zip de conservación de alimentos	Son ideales por si necesitas conservar alimentos. Puedes llevarlas de varios tamaños y no ocupan casi nada.

Bolsas para la tostadora	Son unas bolsitas termorresistentes que te permiten meter tu pan y calentarlo con seguridad en una tostadora que se utiliza con productos con gluten. Tampoco ocupan casi nada de espacio.
Pinzas para la comida	Son muy importantes para poder manipular con seguridad el pan de tus bolsitas, llévalas siempre junto a ellas.
Pinzas de cierre	Durante tus viajes, es posible que abras paquetes que no termines de comerte de una sola vez. Tener a mano unas pinzas que te permitan cerrarlos y conservarlos con seguridad es muy práctico.
Bolsa térmica con placas de hielo	En aquellos viajes en los que preveas que vas a tener que llevarte tu comida contigo, te hará falta una bolsa en la que transportar tu comida con mayor seguridad alimentaria.

Comida

Comida para el viaje	Salvo raras excepciones, llevarte algo de comida para el viaje es imprescindible, tanto porque no tengas otra opción como por si te falla la que tenías prevista.
Comida casera preparada	En alguna ocasión, puede serte especialmente útil llevarte platos caseros preparados para el primer día o para toda tu estancia. Ten especial cuidado con la seguridad alimentaria de estas preparaciones.
Platos preparados	Hay empresas que venden platos preparados que no necesitan refrigeración y que pueden venirte bien en los lugares en los que no tengas buenas opciones de comida.

Especias	Tanto si vas a cocinar como si vas a algún lugar en el que pedirás que te preparen algo sencillo para comer, un kit de especias les dará algo de alegría a tus platos. Llévatelas en recipientes pequeñitos (como tarritos o bolsitas) con la cantidad suficiente para tu estancia y adecúa la variedad a tus gustos y cuánto vayas a cocinar. Puedes llevar una versión muy reducida en tu equipaje de mano para enriquecer tus platos durante el trayecto.
Sal	Por supuesto, no es un ingrediente que te sea difícil encontrar en cualquier lugar del mundo. Sin embargo, puede ser muy práctico llevarte un botecito pequeño de sal para no tener que comprar un paquete entero si vas a cocinar en tu viaje.
Aceite, vinagre y salsas en monodosis	Especialmente para el trayecto, si te llevas algo de comida o te dan algún plato algo más insípido, puedes aliñar lo que vayas a comer de una manera muy sencilla. Además, en el caso de que hagas excursiones o comas de táper, te vendrán bien para poder llevártelos encima sin demasiadas complicaciones.
Conservas	Para algunos planes, llevarte conservas de carnes, pescados, legumbres, verduras y frutas te resolverá más de una comida.
Arroz y quinoa en vasitos	Se pueden consumir calentados en el microondas o a temperatura ambiente, pesan muy poco y completan un plato con hidratos de carbono complejos de muy buena calidad.
Pan	Elige algún pan que no necesite horneado ni tostado, que no se desmigue y que se adecúe al formato de consumo que tienes previsto para él. Por ejemplo, algunos panes son más adecuados para prepararte un sándwich y otros, para acompañar una comida o usarlos de base para tus desayunos.
Picos y tostaditas	Son muy prácticos para acompañar tus comidas y comer algo cuando te entra el hambre y no puedes detenerte en un restaurante o a preparar una comida.

Embutidos y quesos al vacío	Te resolverán más de una cena o el sándwich de una excursión. También son muy prácticos para picar algo dando un paseo y, mientras están al vacío, no necesitan refrigeración.
Galletas y otros dulces	Tanto si sueles comerlos como si te apetecen de vez en cuando, puedes llevarte algo dulce si no vas a tenerlo disponible en tu destino.
Frutos secos	Resultan muy saciantes y son ideales para picar entre horas.
Pasta	Si vas a cocinar y en el lugar al que viajas no se consiguen productos específicos con facilidad, llevarte uno o dos paquetes de pasta larga te ayudará a hacer unas comidas completas. Te recomiendo que optes por unos espaguetis o tallarines frente a la pasta gruesa (como los macarrones), ya que abultan menos en el equipaje.

«¿POR DÓNDE EMPIEZO A PLANIFICAR MIS VACACIONES?»

Como hemos visto, hay muchos elementos que condicionan tu viaje y cómo puedas combinarlos entre ellos depende del punto de partida. Detecta qué lugar ocupa tu premisa inicial de viaje en los distintos elementos que hemos visto y cómo condiciona a todos los demás. A continuación, te dejo algunos ejemplos para que veas cómo equilibrar el sistema que conforman todos juntos.

En la siguiente tabla, puedes ver los condicionantes que establecen las premisas iniciales y las preguntas que te tienes que plantear o la información que necesitas averiguar de los demás aspectos.

La premisa inicial	«Me han dado una beca de estudios para un año y mi universidad soñada está en Alemania»	«Quiero irme con mi pareja a algún lugar a descansar y no cocinar, pero no tengo mucho presupuesto»
El destino	Alemania. ¿Existe una asociación de celíacos? ¿Qué dice al respecto de la vida singlutenista allí? ¿Qué normativa se aplica? ¿A qué ciudad de Alemania te vas? Si comer fuera de casa es inviable, ¿qué opciones serían factibles para ti?	Te es indiferente, solo necesitas un lugar tranquilo. Esto abre enormemente tus posibilidades, aunque lo más probable es que no puedas ir a lugares muy masificados por el turismo ni muy exclusivos.
El motivo	Por necesidad. ¿Qué es prioritario, el destino o tu facilidad para desenvolverte con la comida?	Por placer. Solo buscas descansar unos días.
La compañía	¿Eres la única persona de tu universidad que se va a ese destino? ¿Qué gente conocerás allí? ¿Hablarán tu idioma?	Tu pareja. Os podréis acomodar con facilidad a las necesidades del otro.
La duración	Un año. En caso de que tengas dificultades, ¿puedes acortar el tiempo o aguantarías un año?	Con un presupuesto ajustado, es posible que no te puedas ir demasiados días o que puedas aumentar tu estancia si consigues una buena oferta de alojamiento y destino.

El alojamiento	¿Vivirás en una residencia o en un piso? ¿Compartirás casa con alguien o vivirás sola?	Un hostal o un apartamento te resultarán más económicos si quieres más comodidad, pero también podrías optar por irte de acampada.
El transporte	¿Te conviene irte en coche o en avión? ¿Cuántas cosas tienes que llevar? ¿Vas a necesitar el coche allí?	Es posible que los destinos cercanos sean más asequibles. Sin embargo, también se encuentran ofertas a lugares más lejanos en los que la estancia allí te puede salir muy económica.
El equipaje	¿Necesitas llevarte comida? ¿Y utensilios? ¿Con qué frecuencia podrás volver a España en caso de que necesites reponer provisiones? ¿Te va a visitar alguien que pueda llevarte algo en caso de que lo necesites? ¿Se te puede enviar algún paquete con productos que te hagan falta?	¿Puedes llevarte comida preparada? O, en tu lugar de destino, ¿puedes comprar comida preparada (tortilla, ensaladas, gazpacho, cremas de verduras, conservas…) en algún supermercado cercano?
El tipo	Estudios.	Para relajarte.
El presupuesto	¿Qué incluye la beca? ¿A qué alojamiento puedes acceder con ella? ¿Tienes ahorros o alguien que te ayude económicamente? ¿Te permitirá comer fuera de casa o viajar a tu lugar de origen?	Bajo.

Como imaginas, no necesitas desarrollar esta tabla cada vez que viajes, pero te servirá como ejercicio para asegurarte de que no te dejas ningún cabo suelto al planificar. Además, te permite, de una forma muy visual, contemplar tus posibilidades partiendo de la premisa inicial de tu viaje.

A partir de ahí, puedes ir dando respuesta a todos los planteamientos que te surjan: contacta con la asociación local (si existe), busca referencias de singlutenistas que vivan allí o hayan viajado recientemente, elige el medio de transporte adecuado y prevé tu comida en él, establece tu itinerario para ver tus horarios de comidas y dónde se van a producir, haz las reservas pertinentes, ten una previsión de gastos, comprueba cómo identificar los productos sin gluten en el mercado y la oferta que habrá disponible, etc. Por supuesto, apúntate toda la información en un mapa, incluyendo tus propias notas. También es muy útil utilizar una agenda o un calendario digital, como el que tienes en tu dispositivo móvil, para recopilar toda esta información.

«¿CUÁL ES EL ALOJAMIENTO MÁS ADECUADO PARA CADA TIPO DE VIAJE?»

Como veíamos, cada alojamiento tiene sus particularidades y tiene más sentido elegir unos u otros según los demás factores que lo rodean. Sin embargo, uno de ellos es bastante determinante: la posibilidad de comer en el lugar al que vas de viaje. Vamos a hacer un repaso por las distintas modalidades de alojamiento en las que te puedes hospedar cuando conoces otras zonas del mundo y qué podemos hacer en cada uno de ellos según las circunstancias.

Hoteles

Entre la oferta validada por las asociaciones, se encuentran hoteles locales o de cadenas, por lo que te recomiendo que empieces siempre buscando por aquí, en especial cuando el destino te da igual y prefieres un lugar en el que puedas despreocuparte de la comida.

Averigua no solo si te pueden ofrecer opciones seguras, sino también en qué consisten para asegurarte de que durante toda tu estancia vayas a tener una buena variedad de alimentos y platos de los que elegir. Evita el bufé y pide siempre al personal de la sala que te traiga los platos directamente desde la cocina. De manera amable, puedes comentarles que las bandejas de autoservicio están expuestas a un posible contacto cruzado con gluten y encárgales que, por favor, te preparen a ti algo aparte.

Si no has tenido la posibilidad de elegir el alojamiento (por ejemplo, porque estás de viaje por trabajo y no puedes sugerir un hotel más adecuado para ti), contacta con antelación con la dirección del centro para explicarle tu situación y averiguar qué podrían cocinar para ti. Cuando llegues, pide hablar con el personal de la cocina, identifícate como singlutenista y confirma que conocen todos los detalles necesarios para cocinar con seguridad.

Si viajas a un complejo hotelero con varios restaurantes, pero sin una oferta sin gluten predefinida, te recomiendo que optes por aquel de menor riesgo (es decir, evita las pizzerías y comidas muy exóticas) y procures no cambiar durante tu estancia. De esta manera, no tendrás que explicar cada vez cómo evitar el contacto cruzado con gluten o los ingredientes que puedes comer. Además, es muy práctico tener un contacto de confianza en la cocina que se ocupe de tu comida e incluso ir en los horarios más tranquilos para el restaurante, aunque esto suponga comer un poco más temprano o más tarde de lo que acostumbras.

Hostales y albergues

Tanto si cuentan con cocina como si no, son especialmente prácticos cuando nos encontramos en un lugar con una buena oferta de restauración sin gluten. Es posible que necesites llevarte varios productos para el desayuno, de tal manera que puedas prepararte algo por la mañana cuidando mucho la limpieza de las zonas de uso común con otros huéspedes.

Más adelante hablaremos de cómo nos podemos organizar las comidas en los albergues a la hora de hacer el Camino de Santiago.

Bed & Breakfast

La posibilidad de que haya un desayuno sin gluten estará condicionada por lo amigable que sea el destino con las singlutenistas. En todo caso, es probable que haya varias cosas del desayuno que puedas aprovechar, como la bebida, algún yogur o la fruta, por lo que tu kit de viaje singlutenista debe incluir alguna cosa más que suelas desayunar.

Apartamentos, casas rurales, cabañas y bungalós

Son la opción ideal cuando no hay muchas alternativas sin gluten o incluso cuando viajamos con un presupuesto más ajustado. Te permiten desayunar y cenar allí e incluso prepararte un sándwich o un táper que llevarte para el mediodía si vas a pasar el día fuera. Si optas por este alojamiento, asegúrate de tener algún lugar cerca en el que comprar comida para cocinar y organiza bien tu kit de viaje teniendo en cuenta no solo los alimentos que no puedas comprar en el destino, sino también los utensilios que puedas necesitar.

Campings

Si viajas con caravana o autocaravana, llevarte tu cocina sobre ruedas te ahorra todo tipo de complicaciones a la hora de comer. Puedes organizarte como mejor te parezca, aunque te recomiendo que sea un espacio sin gluten para todos, incluso si hay personas que pueden comerlo, dado que suelen ser lugares muy reducidos que favorecen el contacto cruzado con gluten.

Si vas a dormir en una tienda de campaña, infórmate sobre las instalaciones del recinto al que acudas, las posibilidades para cocinar o si tienen bares o restaurantes con opciones aptas para singlutenistas.

En ambos casos, dependiendo de cuánto tiempo pases allí, asegúrate de tener algún supermercado cerca en el que comprar lo que necesites día a día.

Barcos

Aunque también cuentan como medios de transporte, te puedes ir de viaje en un barco propio, alquilado o en régimen de todo incluido, como en los cruceros. En los dos primeros casos, puedes funcionar de una manera muy similar a como lo hacemos en las caravanas. En los cruceros, sin embargo, es muy importante que te asegures de que vas a tener opciones sin gluten variadas, ricas y seguras. No estaría de más que fueras previsora y te llevaras algo de comida por si acaso, ya que, si hay algún problema con tu comida, la situación puede ser muy grave.

Casa de algún conocido o alojamiento compartido

Cuando viajas para visitar a alguien y te alojas en su casa, es posible que le surja la duda de los cuidados que necesitas. Te animo a que te adelantes, le propongas algunos recursos o ideas sencillas y que te ofrezcas para cocinar. Una buena idea es hacer la compra juntos cuando lleguéis; de esta manera, podréis planificar lo que comeréis esos días, aseguraros de que sea todo apto para ti y repartir los gastos. Si no queréis complicaros mucho y en el mercado hay este tipo de opciones, puedes comprar platos que requieran muy poca preparación. Tu kit de viaje singlutenista te será muy útil aquí, especialmente si vais a cocinar más.

Por otra parte, hay plataformas de alojamiento compartido en las que las personas ofrecen su sofá, una habitación individual o una compartida a cambio de trabajo o un pequeño alquiler. Del mismo modo, te puedes ir de *au pair*, de intercambio o de voluntariado a distintos lugares. En estos casos, averigua qué posibilidades tienes de preparar tu comida o si la que te ofrecen tus huéspedes es segura para ti.

> La última vez que viajé a Londres, lo hice con la familia de mi pareja. Éramos seis personas y los cinco se adaptaron de maravilla a los lugares en los que yo necesitaba comer, incluso cuando eso suponía comer a deshoras, hacer colas largas, repetir comidas o caminar unas cuantas manzanas ya agotados por la actividad turística. Sin embargo, para mí los desayunos no pintaban demasiado bien: cerca de nuestro alojamiento había algún local con opciones sin gluten que resultó no ser seguro y tuve que buscar alternativas. Los primeros días, desayuné con el pan y el embutido que me había llevado y, cuando se me acabó, comí los sándwiches que encontré en un supermercado muy cercano. En él solo había dos opciones sin gluten que no estaban especialmente buenas, pero, junto con el café, una pieza de fruta y unos frutos secos que me había llevado, me sirvieron para salir por la mañana saciada y con energía.
>
> Este es un esfuerzo que cualquiera de nosotros puede hacer por unos días. Pero si tienes dos semanas por delante con las opciones tan limitadas y tan poco apetecibles, tal vez se te haga un poco más pesado. En ese caso, es más práctico optar por un alojamiento con cocina que te permita preparar un desayuno casero más adecuado.

«¿CÓMO VIAJO EN ESPAÑA?»

Tu primer contacto es la asociación de celíacos regional. A través de su web o su aplicación móvil, verás qué locales tienen validados y podrás organizar tu viaje teniendo en cuenta esta oferta. Como ya sabes, estas opciones varían mucho de unas provincias a otras y en las ciudades grandes es más probable que tengas más establecimientos validados. Además, puedes buscar referencias de otros locales igual que lo haces cuando comes cerca de casa y confirmar que la información está actualizada y el local es seguro. Te recomiendo que preveas tu itinerario y reserves siempre que puedas para asegurarte de no quedarte sin mesa. En ciertas fechas y destinos, es posible que te encuentres con muchos restaurantes cerrados, por lo que la previsión es fundamental.

En cualquier caso, ya sabes cómo leer los etiquetados y conoces la oferta de los productos que se encuentran en los supermercados. Comprueba si hay uno cerca de donde te alojes, en caso de que lo necesites.

Si quieres quedarte en un hotel, busca entre las cadenas validadas por las asociaciones y por FACE, ya que hay varios disponibles en los destinos turísticos más habituales tanto de verano como de invierno.

«¿Qué debo tener en cuenta al viajar en la Unión Europea?»

La vida singlutenista difiere mucho de unos países a otros de la Unión Europea, aunque tengamos el mismo reglamento de etiquetado y la disponibilidad de los alimentos en general sea muy similar.

Las asociaciones de celíacos europeas se engloban dentro de la AOECS (Association Of European Coeliac Societies), en cuya web localizarás todas las que forman parte de ella. A través de sus sitios web y sus perfiles en las redes sociales, te harás una primera idea de cómo están las cosas en el país al que quieres viajar: la mayoría de ellas, dedican un apartado en el que explican qué opciones hay para comer fuera y, lo más importante, si se trata de una oferta validada por ellos o solo comparten los locales de los que tienen buenas referencias de otras singlutenistas como tú. Como ya sabes, por lo general, cada escenario supone un trabajo de filtrado distinto por tu parte.

Busca recomendaciones de otras personas que vivan allí o hayan viajado recientemente. Para localizarlas, puedes hacer varias búsquedas web en español, inglés y el idioma de destino. Empieza por buscar estos términos en los idiomas correspondientes:

- «Asociación celíacos» y el nombre del país.
- «Guía de viaje celíacos» y el nombre del país o la ciudad.
- «Sin gluten» y el nombre del país o la ciudad.

Por ejemplo, si vas a viajar a Florencia, puedes hacer estas búsquedas:

Español	Inglés	Idioma del país (ejemplo, italiano)
Asociación celíacos Italia	Coeliac association Italy	Associazione celiachia Italia
Guía de viaje celíacos Italia	Coeliac travel guide Italy	Guida viaggio celiachia/celiaca Italia
Guía de viaje celíacos Florencia	Coeliac travel guide Florence	Guida viaggio celiachia/celiaca Firenze
Sin gluten Italia	Gluten free Italy	Senza glutine Italia
Sin gluten Florencia	Gluten free Florence	Senza glutine Firenze

Además de la información que ofrezca la asociación de forma activa, te animo a que les escribas y les preguntes por aquellas dudas que te hayan quedado o por cualquier consejo que te puedan ofrecer relacionado con tu viaje. Si quieres y habláis algún idioma en común (como el inglés), puedes pedirles hacer una videoconferencia para resolver todas tus dudas. También puedes buscar aquí las experiencias de otras personas singlutenistas que vivan allí o hayan viajado recientemente y, como siempre, está en tu mano filtrar la información para asegurarte de que es fiable.

Ten en cuenta que, aunque la normativa de etiquetado sea la misma en España que en el resto de la Unión Europea, las costumbres son bien distintas. En algunos países, no se acostumbra a identificar «sin gluten» los productos convencionales, por lo que resulta muy difícil encontrarlos en el mercado. Consulta a la asociación de celíacos correspondiente cómo puedes identificar los productos aptos allí.

En la Unión Europea, por lo general, no tenemos problemas para llevarnos comida: no necesitamos cruzar ningún control de aduanas que nos limite lo que nos podemos llevar. Y, de la misma manera, podemos traernos comida de nuestro destino si encontramos algún producto que nos apetezca probar.

«¿Y FUERA DE ELLA?»

El mundo es inmenso, ya lo sabes. Y si la vida varía mucho de unos rincones a otros, la singlutenista lo hace muchísimo más.

De nuevo, tu primera referencia es la asociación de celíacos y la segunda, la experiencia de otras personas que vivan allí o que hayan viajado hace poco. El ejercicio de búsqueda de información es parecido a cuando viajamos en la Unión Europea.

En este caso, la mayor diferencia reside en que hay muchos países donde el idioma seguramente sea una barrera añadida, otros en los que la enfermedad celíaca sea algo desconocido y unos pocos en los que tendrás mucha facilidad a la hora de encontrar información sobre las opciones singlutenistas allí.

Además, es importante que te informes sobre las limitaciones que hay en cada país respecto a la entrada de comida: consulta la web del consulado o de la embajada de allá donde viajes y comprueba qué alimentos puedes introducir en el país y cuáles no.

A la hora de informarte de si te pueden adaptar la comida en un hotel, te animo a que preguntes detalles sobre cuáles son los platos que pueden preparar para ti. Esto te ayuda a ver no solo lo seguro del lugar, sino qué vas a comer allí y, con ello, qué te interesa llevarte en tu maleta.

«Si viajo a un país en el que la presencia del trigo es muy escasa, será todo mucho más fácil, ¿no?»

Esta es una creencia bastante extendida. Sin embargo, mi experiencia personal dista mucho de ello. Lo que yo he visto viajando a este tipo de destinos es que, precisamente, por su escasa presencia, no se es consciente de en qué alimentos puede encontrarse el gluten, de modo que el riesgo de que haya una presencia inadvertida y no declarada de gluten es muy elevado. Además, en estos países, la prevalencia de celíacos diagnosticados suele ser muy baja y, con ello, el conocimiento de la población general sobre nuestras necesidades es muy limitado. Esto no quiere decir que no puedas viajar a estos destinos, sino que es importante ser cautos incluso cuando parece que en el país se consume principalmente maíz o arroz.

«¿Cuáles son los mejores destinos turísticos para singlutenistas?»

Considero que lo idóneo de un país como destino singlutenista no solo tiene que ver con lo fácil que es comer allí, sino también con las posibilidades que tenemos de acceder a la información antes de llegar. Esto nos ayuda a organizarnos muy bien el viaje, prever las distintas opciones e, incluso, tener alternativas. Por supuesto, otros factores que son determinantes para esto hacen referencia a cómo de segura es la oferta de restauración, quién vela por ello y qué hacer si te falla tu primera opción.

En este sentido, España es un destino muy amigable con los singlutenistas, en especial en las grandes ciudades, si lo comparamos con otros muchos lugares. Creo que la mayor ventaja que tenemos es la de contar con un sistema de acreditación de estos restaurantes. Y, aunque es cierto que hay grandes lagunas de ofertas validadas, en muchos países esto es inexistente y todo queda a merced del buen hacer de cada local. Además, la práctica totalidad de las asociaciones de celíacos tienen sus listados de restaurantes validados disponibles en sus páginas web. Esto sigue siendo relativamente incómodo para lo fácil que sería tenerlo todo recogido en una única aplicación móvil, pero no deja de ser una manera sencilla de acceder a la información antes de viajar.

En Australia, el Reino Unido y Finlandia, por poner algunos ejemplos, sus asociaciones cuentan con programas formativos y acreditativos similares a los que tenemos en España. En los tres casos, puedes localizar en sus páginas web cuáles son los establecimientos validados y algunas de ellas cuentan con mapas. En otras, debes confeccionártelo tú misma. Esto no quita que la oferta pueda ser escasa en algunas regiones de estos países, pero, en los destinos más turísticos, suele haber opciones aptas.

Sin embargo, para mí hay un modelo que se posiciona muy por encima de los del resto del mundo y ese es el de Italia. En mi opinión, es el destino de vacaciones perfecto para cualquier singlutenista recién diagnosticado o para quien quiera viajar disfrutando de la gastronomía. La asociación celíaca italiana pone a disposición de cualquier persona la misma aplicación que ofrece a sus socios: AIC Mobile. Puedes acceder a todo su contenido a través de una suscripción que dura dos semanas y que puedes renovar. Una vez dentro, encuentras hoteles, restaurantes, obradores, tiendas y heladerías hasta en las poblaciones pequeñas. Aunque de algún destino turístico como Venecia sorprende que la oferta validada es más bien escasa, en general las ciudades como Roma, Florencia, Siena o Milán tienen bastantes opciones. Por supuesto, esto no significa que te puedas olvidar de preparar tu viaje o que puedas entrar en cualquier restaurante y comer como cualquier otra persona, pero tu viaje se facilita muchísimo gracias a la posibilidad de acceder a toda esta información con antelación y de manera muy práctica a través de una aplicación que puedes tener activa durante tu estancia.

Además, en un destino como Italia me parece imprescindible optar solo (salvo que una causa de fuerza mayor te lo impida) por los restaurantes validados. Allí es habitual que se hagan pizzas y pastas caseras en casi todos los restaurantes, de manera que siempre hay harina en suspensión en sus cocinas. Su asociación no valida ningún restaurante que no tenga dos cocinas independientes para evitar el contacto cruzado por este motivo. Si en algún momento necesitas comer en un restaurante no validado, asegúrate de que esta parte la controlan a la perfección.

En mi último viaje a Roma, acudí a un restaurante que me recomendó una persona que me había asegurado que estaba delicioso y en el que todo era seguro puesto que estaba validado por la asociación italiana. No lo localicé en la aplicación, pero vi que en el establecimiento seguían ofreciendo opciones sin gluten a través de su carta y su cartelería, así que supuse que por algún motivo burocrático se había retrasado la renovación de ese año (cosa que pasa con frecuencia) y que todavía se podía comer allí. Igualmente, pregunté si la información de la carta y de los carteles estaba actualizada y me dijeron que sí. También me explicaron que tenían dos cocinas independientes para evitar el contacto cruzado con gluten, así que me quedé tranquila y comí. Pedimos un par de *risottos* y, cuando estábamos pagando, entablamos conversación con el dueño del local.

Le pregunté por cómo se habían interesado en ofrecer opciones sin gluten y me contó que su hija es celíaca. Le comenté que me lo habían referido como validado por la asociación y que me llamaba la atención que ese año no lo estuviera y me explicó que había decidido salir del programa por un motivo económico. Entonces, me explicó que, de esta manera, no tenía que rendir cuentas a nadie y que podía hacer las cosas como él quisiera.

En ese momento, empezó a relatar cómo, dado que solo tenía un horno, la asociación le obligaba a preparar las pizzas sin gluten sobre una bandeja y ahora ya podía ponerla directamente sobre la base del horno, donde ponía las pizzas con gluten. Escuché horrorizada su teoría de que, una vez hecha la masa de la pizza con la harina de trigo, el gluten se queda retenido dentro y no contamina las superficies que toca, de tal manera que podía poner la pizza sin gluten donde antes había puesto una que sí lo contenía y no pasaba nada mientras no hubiera harina de trigo suelta. El hombre estaba convencido de que su método era infalible porque nadie se había quejado de presentar síntomas tras comer en su restaurante y yo di gracias de haberme pedido el *risotto* que, aunque no fue nada del otro mundo, se había elaborado en la cocina independiente. Por último, empezó a hablar de que hay distintos grados de celiaquía y ya solo pude, de la manera más respetuosa que supe, decirle que no es que haya grados de celiaquía, sino que los síntomas ante la ingesta de gluten no siempre son tan evidentes.

«¿CÓMO PUEDO VIAJAR A UN DESTINO DIFÍCIL PARA UN SINGLUTENISTA?»

Hay viajes que necesitamos hacer por motivos personales o de trabajo sin poder detenernos a ver si son fáciles o no de gestionar y otros a los que no queremos renunciar por el condicionante que supone nuestra vida singlutenista. En cualquier caso, no tienes por qué perderte ninguno si no quieres, solo tienes que organizártelo de otra manera.

Cuando hablamos de «destinos difíciles» nos referimos a aquellos en los que no hay una oferta de restauración segura, es un lugar en el que el conocimiento en torno a la celiaquía es mínimo o nulo y no has encontrado otras experiencias singlutenistas en la zona. En estas situaciones, es necesario ajustar nuestras expectativas: es posible que no puedas disfrutar de la gastronomía local, que te toque cocinar más de lo que te gustaría y que durante varios días tu alimentación sea muy poco variada.

Dependiendo de las circunstancias, tienes dos grandes posibilidades:

1. Si puedes elegir el alojamiento, opta por un lugar con cocina, averigua dónde hacer la compra cerca y qué tipo de comida vas a encontrar. Con ello, organiza bien tu kit de viaje singlutenista para que no te falten ni utensilios ni ingredientes que puedas necesitar durante tu estancia. Si no vas a volver a tu apartamento para comer, prepárate comida de más y llévatela contigo. Puede ser especialmente útil que te lleves una bolsa térmica pequeña con placas de hielo, como la que nos llevamos en el día a día al trabajo para mantener nuestros tápers fríos más tiempo.
2. Si tienes que alojarte en algún lugar en el que no puedes cocinar, habla con el personal que se encargue de ello y explícale tu situación. En lo posible, hazlo con antelación, a la hora de llegar al hotel y cuando vayas a comer. En estas situaciones, es mejor centrarse en lo que sí podemos comer y cómo necesitamos que manipulen nuestra comida que en todo lo que nos pone en peligro. La falta de conocimiento puede verse perfectamente compensada con una actitud positiva y proactiva por ambas partes y, con amabilidad, estoy convencida de que se puede comer hasta en el último rincón del mundo.

En 2011, solo un año después de mi diagnóstico, pasé un mes viajando de mochilera por México. Fui con mi pareja de aquel momento, que no era nada amigo de la planificación y la organización de este tipo de viajes hasta el punto de que nunca sabíamos cuándo nos íbamos, a dónde, el tiempo que pasaríamos allí ni dónde nos alojaríamos. Además, en aquella época todavía no disponíamos de un teléfono inteligente con conexión a internet que nos facilitara la búsqueda inmediata de alojamientos y lugares en los que comer. Cada vez que llegábamos a un pueblo, buscábamos un lugar en el que dormir que tuviera una cocina compartida, dejábamos las cosas y nos acercábamos a la tienda más cercana, en la que comprábamos fruta, verdura y huevos.

Así, mi mochila iba equipada con lo que pudiera necesitar para cocinar, transportar y comer mi comida. Cada mañana desayunábamos, preparábamos mi táper y nos íbamos de excursión. En una ocasión, llegamos a la playa de Oaxaca y el único lugar en el que podíamos dormir eran unas cabañas en la arena que, si no estaban ni aisladas, mucho menos iban a tener una cocina. Acabamos yendo al chiringuito de la playa y hablando con la cocinera, que me cogió de la mano y me metió en la cocina. Allí me pidió que le explicara en detalle qué podía prepararme, y comí un pescado con verduras en papillote.

Si bien no fueron las semanas más nutritivas de mi vida, no cambio mi táper de macarrones con calabacín, cebolla y huevo en lo alto de las ruinas de Toniná por nada del mundo.

«Quiero unas vacaciones en las que no preocuparme de nada»

Si te encuentras en esta situación en la que lo que quieres son unas vacaciones de la vida singlùtenista, lo mejor que te puedo recomendar es un hotel de pensión completa o con todo incluido en el que tengan un dominio perfecto de cómo cocinar para nosotras. Para ello, localiza los hoteles validados por las asociaciones de celíacos, pregunta por las opciones que tendrías durante tu estancia y elige el que más se adapte a tus gustos y necesidades. Por supuesto, hablamos de unas vacaciones que requieren un presupuesto más elevado, como las de cualquier persona que quiera pasarse unos días o unas semanas sin ocuparse de la comida o de la limpieza.

Una opción más asequible consiste en ir a una casa rural, un apartamento o la casa de algún familiar y comprar comida preparada que solo tengas que abrir y consumir o calentar y servir. De una manera similar, podrías dedicar unos días a preparar el menú de tus vacaciones, dejarte tápers congelados e ir sacándolos durante tus días de descanso. Es obvio que esto requiere un esfuerzo inicial, pequeñas preparaciones a diario y renunciar a ese gusto de que la comida llegue directamente a tu mesa, pero te ayudará a desconectar cuando más lo necesites si tienes un presupuesto más limitado.

«¿QUÉ PUEDO COMER EN EL AVIÓN?»

La mayoría de las aerolíneas ofrecen menús sin gluten en sus vuelos de más de tres horas. Debes solicitarlo en el momento de adquirir tu billete y es más que recomendable que lo confirmes tres días antes de viajar y cuando llegues al aeropuerto en los mostradores de la compañía. Este menú incluye los desayunos, meriendas y aperitivos que se ofrecen en los trayectos más largos. Es importante que te identifiques como singlutenista cada vez que el personal de cabina sirva alguna comida y que te asegures de que lo que te ofrecen es sin gluten.

A pesar de ello, hay una probabilidad nada desdeñable de que necesites una alternativa:

- Dependiendo del origen del vuelo, las opciones sin gluten están más ricas o menos, cuentan con pan o con tortitas de arroz y pueden resultarte escasas.
- Es posible que, por cualquier error en el proceso, tu bandeja sin gluten no llegue al avión o no la localicen.

Por ello, siempre debes llevarte comida suficiente para estos viajes. En este sentido, hay algunos aspectos que conviene tener en cuenta:

1. No hay limitaciones en cuanto a los alimentos que puedes subir al avión. Las restricciones las encuentras en el con-

trol de seguridad del aeropuerto respecto a los líquidos, según las cuales no puedes llevarlos de más de 100 ml.
2. Si en tu vuelo hay alguna persona con una alergia grave a los frutos secos, en él no se permitirá abrir paquetes que los contengan. Por ello, lo mejor es evitarlos o tener alternativas sin frutos secos para comer.
3. Es posible que te encuentres con restricciones de entrada de comida en el país al que viajas. Infórmate previamente sobre ello, tanto para lo que te quieras llevar contigo como para saber si debes desechar aquello que no hayas comido en el avión.

Desde hace unos años, es menos frecuente que las aerolíneas ofrezcan aperitivos incluidos en el precio de los billetes en aquellos vuelos con una duración inferior a tres horas. En el caso de que sea así, puedes contactar con la empresa para averiguar si habrá una opción sin gluten que te puedan ofrecer, pero es poco probable que lo tengan en cuenta.

Por otra parte, en la oferta de venta a bordo de los aviones es posible encontrar algunos aperitivos aptos, pero rara vez puedes comprar una comida completa.

«¿Hay comida sin gluten en los trenes?»

Algunas empresas ferroviarias sirven comida a bordo de sus trenes que, por lo general, se incluye en el precio de los billetes de tarifas superiores o se puede comprar. La posibilidad de que haya opciones sin gluten depende del país, el trayecto y la compañía, por lo que es importante que te informes con antelación en cada caso.

Igual que cuando viajamos en avión, es más que recomendable que lo solicites en el momento de la reserva, lo confirmes con unos días de antelación y te lleves algo por si acaso.

«¿Qué pasa con mi comida si viajo en autobús?»

Algunos autobuses tienen servicio de comida a bordo y se puede solicitar un menú sin gluten de antemano. Sin embargo, lo más frecuente es que cada persona adquiera su comida en las paradas de descanso. Consulta a la compañía dónde se producirán esas paradas y contacta con la estación de servicio o el restaurante para ver si habrá opciones sin gluten. Pero, dado que los descansos son breves, lo más probable es que no dé tiempo a que te preparen algo sin gluten con el cuidado necesario y sea más práctico que te lleves tu comida. En este sentido, pregunta si hay un microondas en el que calentarla y así prever tu táper en consecuencia.

«¿Dónde puedo comer si viajo con mi coche por carretera?»

Lo bueno de viajar en coche es que podemos decidir la ruta con mayor libertad. En las estaciones de servicio de España, encontramos principalmente aperitivos sin gluten, pero también algunos platos preparados. En los bares de la carretera no suele haber opciones validadas, aunque en algunos de ellos ya se encuentra bollería envasada sin gluten y hasta pan, por lo que es posible que, con algunas indicaciones de seguridad básicas y con un poco de tiempo, te puedan preparar algo. Sin embargo, si prefieres comer de una manera más completa, lo ideal es que consultes el mapa de restaurantes de la asociación regional y veas qué sitios hay por la zona. Es posible que tengas que entrar en alguna ciudad y aparcar, pero de esta manera puedes quedarte más tranquila. Por último, siempre puedes acudir a las cadenas de restauración, muchas de las cuales están a las afueras de las ciudades y en centros comerciales en los que puedes aparcar con mucha facilidad.

Al viajar fuera de España esto cambia por completo y atiende a las costumbres que tenga el país respecto a la vida singlutenista, así que te recomiendo que te informes con antelación, planifiques tu ruta y tus paradas y, si es necesario, te lleves comida.

Cuando mi hermano todavía tenía el diagnóstico de celiaquía, se mudó de Asturias a Berlín. Tenía que llevarse el coche, así que organizó su mudanza en él y yo lo acompañé. Planificamos tres jornadas de viaje con dos paradas nocturnas: una en un hostal cerca de Burdeos y otra en la casa de una amiga suya en Karlsruhe. Como sabíamos que tanto en Francia como en Alemania lo de comer fuera de casa era muy complicado e íbamos con toda su vida (incluida su perra Yana) en el coche, preparamos el menú para todo el viaje. También llevamos alguna cosa para la llegada a su nueva casa, de tal manera que no tuviéramos que hacer una gran compra o cocinar enseguida.

De este trayecto tenemos varias anécdotas y aprendizajes:

- El día antes de salir, habíamos preparado filetes de pollo empanados caseros que, en un despiste, devoró Yana. Nos tocó salir corriendo al supermercado a comprar otros preparados y cocinarlos a última hora.
- Las empanadas y las empanadillas son muy prácticas para transportarlas y comerlas sin necesidad de calentarlas.
- Cuando, llegando a Burdeos, tuvimos un pequeño accidente y mi hermano me preguntó si necesitaba de la asistencia de una ambulancia por el golpe que me di en la cabeza, mi respuesta en pleno agobio fue «No, no, que si me llevan al hospital no voy a poder comer».
- De la cena en la casa de su amiga solo recuerdo la crema de verduras envasada que llevábamos nosotros y lo reconfortante que fue comer en un hogar.
- Las personas con restricciones alimentarias muchas veces tenemos que hacer malabarismos incluso en las circunstancias que ya son estresantes de por sí, como las mudanzas.

«Me apetece irme de crucero»

Los cruceros tienen una característica muy particular y es que son tanto alojamiento como medio de transporte. En España, hay varias empresas de cruceros con opciones sin gluten, pero, más allá de la seguridad, lo más importante es que compruebes la calidad de la oferta. Asegúrate de que la comida vaya a ser variada, que tengas opciones de aperitivos similares a las de los demás clientes y, si para las excursiones se ofrece un pícnic, que el tuyo sea rico.

Además, puedes buscar la oferta de restaurantes sin gluten que hay en cada una de las paradas del crucero; asegúrate también de formalizar tu reserva para que te atiendan con agilidad.

Hoy en día existe una compañía estadounidense especializada en cruceros aptos para singlutenistas. Colabora con tres empresas de cruceros para asegurarse de que la oferta es apta para singlutenistas y una de ellas organiza sus cruceros sin gluten para todos.

«Me voy de viaje de estudios, con mi coro o con mi equipo»

La mayoría de los viajes de este estilo nos llegan ya organizados en cuanto al medio de transporte, el alojamiento y el itinerario. Si se te presenta la oportunidad de participar en la organización o, al menos, poner de manifiesto la importancia de tener en cuenta tus necesidades dietéticas, es más probable que puedas formar parte de él como una más. Sin embargo, si ya está todo preparado para cuando te informan de ello, todavía puedes poner en marcha todo lo que sabes para no perderte esa experiencia.

1. Habla con la organización, hazles saber que necesitas comer sin gluten con seguridad durante todo el viaje y pídeles todos los detalles posibles sobre el itinerario.

2. Dentro del recorrido, localiza no solo los horarios dedicados a las comidas principales, sino también las otras actividades y momentos en los que puede haber comida y asegúrate de tener una alternativa.
3. Contacta con el alojamiento y los locales en los que se prevé que comáis y procura hablar directamente con el personal de la cocina: si sois un grupo grande, es posible que lo más fácil y seguro sea que te lleves tu propia comida y te lo calientes allí. A veces, cuando el ritmo de las cocinas es muy rápido y el personal no está especializado, conviene extremar las precauciones.
4. Prepara tu kit de viaje singlutenista a conciencia, teniendo en cuenta la comida que necesitas según la actividad que vayas a llevar a cabo. Localiza también tiendas en las que podrías comprar algo si te encuentras de paso.

Si el grupo es lo suficientemente pequeño y hay una agenda de eventos, pero no de comidas, siempre puedes proponer los lugares en los que comer o montártelo por tu cuenta y unirte después.

Si la singlutenista es tu hija pequeña o adolescente, habla con los adultos que estén a cargo del grupo para que le sirvan de apoyo. Como ya sabes, no hay una única manera de desenvolverse en estas situaciones. Lo más importante es que sea aquella con la que os sintáis cómodas, que permita a tu hija hacer una vida lo más normal posible y que preserve su salud en todos los sentidos.

«¿Puedo irme de intercambio escolar?»

¡Por supuesto! Recuerda que la vida singlutenista no va de aquello que no puedes hacer, sino de encontrar tu manera de llevarlo a cabo. En los intercambios escolares, generalmente nos alojamos con una familia que nos acoge como un miembro más. Además, es una oportunidad excelente para conocer otras culturas y vivir el día a día de otros mundos.

Dependiendo de tu edad, tu personalidad y la duración del intercambio, hay muchas maneras en las que lo puedes hacer. Que haya una comunicación fluida antes de ir os lo facilitará todo muchísimo. En este sentido, es importante que tanto las familias como el equipo docente estén implicados. Sería muy útil que tengáis la siguiente información:

- Plan de actividades del centro y de la familia.
- Lugares, horarios y características de las comidas.
- Utensilios y electrodomésticos disponibles en la casa y en el centro escolar.
- Restaurantes singlutenistas que pueda haber en la zona.

Ten en cuenta que hay países (como el Reino Unido) donde no se acostumbra a hacer una comida fuerte a mediodía, sino que se llevan o compran un sándwich, y la comida principal es una cena temprana. En cuanto a las comidas fuera de casa, en el caso de que haya restaurantes con opciones seguras para ti, comprueba qué se puede comer en ellos y su rango de precios, para asegurarte de que sea adecuado para la ocasión.

Recuerda prepararte un buen kit singlutenista y, si tu estancia va a ser más larga, infórmate de la posibilidad de que tu familia te envíe comida en caso de que lo necesites. Hay empresas de mensajería que tienen tarifas especiales para los estudiantes que se encuentran fuera.

«Queremos ir de vacaciones a un parque de atracciones»

Aunque ya hemos hablado de la realidad singlutenista en los parques de atracciones, hay que incluir algunos matices si hablamos de cuando vamos a ellos de viaje. Como sabes, hay hoteles en algunos parques temáticos y sería importante averiguar si podremos disfrutar de la experiencia completa. En los últimos años esto ha evolucionado favorablemente, por lo que te animo a que hagas este trabajo de investigación cada vez que te apetezca este plan. Puede que, incluso si has tenido una mala experiencia en alguno de ellos o si tienes malas referencias, al cabo de unos años las cosas hayan mejorado.

Como siempre que viajamos a un hotel, recuerda que es importante informarte no solo de la seguridad alimentaria en él, sino de la oferta gastronómica disponible para ti, ya que la idea de pasarte una semana comiendo pechuga de pollo a la plancha y lechuga no es que sea la más atractiva. Si ves que esto te va a suponer mayores incomodidades que beneficios, otra opción es alojarte en un apartamento en el que prepararte tu comida para pasar el día. Recuerda informarte de si hay restricciones a la hora de introducir comida en el parque y de si puedes saltártelas con un justificante médico.

«Mi hija es singlutenista, ¿puede irse de campamento?»

Desde luego, tu hija no tiene por qué perderse un campamento si le apetece ir. Al igual que cuando viajamos como adultos, es posible que haga falta ajustar nuestras expectativas no solo en torno a la comida, sino también en las relaciones sociales que se desarrollan alrededor de ella. En todo caso, es un momento ideal para que tu hija ponga en práctica sus conocimientos, se desenvuelva de manera autónoma y aprenda a manejarse en un mundo con gluten.

La mayoría de los campamentos a estas alturas son más proactivos en lo que se refiere a atender las limitaciones alimentarias de los asistentes y, como siempre, conviene confirmar tanto la seguridad como la oferta. Pregunta por los ingredientes y las comidas fuera de las principales, como aquellas relacionadas con las actividades, de un pícnic, etc. Por supuesto, el kit de viaje singlutenista tiene que estar presente: lo peor que puede pasar con él es que tu hija se lo traiga de vuelta intacto, lo que sería señal de que ha comido muy bien.

Por otra parte, en este tema hay un par de posturas que, en mi opinión, son igual de válidas. Hay personas que son partidarias de que sus hijos asistan a los campamentos con sus amigos y busquen el modo de comer de manera inclusiva en ellos. Aunque esto a veces supone que los niños y jóvenes no dispongan de las mismas comidas, tengan poca variedad durante su estancia o solo coman aquello que han llevado ellos, prefieren disfrutar de la experiencia de irse de campamento con su grupo. Hay otras personas que prefieren que su hija disfrute de este tipo de vacaciones sin tener que preocuparse de si su comida puede estar contaminada o sentirse aislada por comer de manera diferente. En este caso, las familias optan por los campamentos organizados por las asociaciones de celíacos, en los que se relacionan con otros jóvenes singlutenistas y comen de todo sin distinciones.

Como decía, creo que ambas opiniones son válidas y hasta compatibles en una misma familia: es posible que en unas ocasiones prioricemos el verano con los amigos y, en otras, queramos sentirnos como una más en un grupo de iguales.

«Pasamos las vacaciones en el pueblo y allí no hay nada»

La vida en el pueblo varía mucho de unas edades a otras: cuando eres pequeña o adolescente, es más probable que te pases el día en la calle, en la piscina o en la playa y vuelvas a casa solo para las comidas o ni eso. En la edad adulta, se caracteriza por las reuniones en los bares, las caminatas y excursiones, el día en la piscina o en la playa, las comidas en los restaurantes y las invitaciones de los amigos para comer en su casa.

Es poco frecuente que hallemos algún restaurante validado en un pueblo pequeño. Como mucho, encontraremos alguno con buenas referencias, pero, si en el tuyo no hay nada que te parezca seguro, es el momento de montártelo bien desde casa.

Haz una compra grande en algún supermercado de una ciudad principal cercana y planifícala bien. En los pueblos es fácil comprar alimentos genéricos en el mercado o en las tiendas pequeñas, pero probablemente necesites llevarte los productos específicos. Planifica bien esta compra para minimizar los desplazamientos y el desperdicio. Cuenta también con la posibilidad de congelar algunos de los productos que tienen una caducidad más corta e incluso encarga productos a los obradores singlutenistas artesanos que hacen entregas a domicilio.

Si vas a pasar el día en la playa, en la piscina o, simplemente, en la calle, prepara tu mochila singlutenista con fruta, bocadillos y aperitivos fáciles de comer y que no necesiten refrigeración. Transpórtalos en una bolsa isotérmica si hace mucho calor, ya que, aunque ciertos alimentos sean seguros a temperatura ambiente, les puede venir bien conservarse lo más frescos posible.

Por último, no descartes la posibilidad de abrir camino en los comercios locales: muchos de los establecimientos singlutenistas actuales empezaron porque alguien pidió un aperitivo sin gluten o motivó al dueño a tener pan sin gluten en el congelador y una tostadora doméstica en un rincón. Con las indicaciones adecuadas, una buena actitud y la perspectiva de tener una clientela fija, es posible ir conquistando territorios y divulgando el singlutenismo.

«¿Qué necesito para hacer el Camino de Santiago sin gluten?»

Este tipo de viajes se caracteriza por estar especialmente bien planificados incluso para los no singlutenistas. Aunque no siempre se gestionan con antelación las reservas de los albergues, a la hora de hacer el Camino es más que recomendable tener claras las etapas que se van a recorrer cada día para prever el descanso. Lo habitual en esos días es despertarse temprano por la mañana, desayunar e iniciar la ruta. Lo aconsejable es comer algo ligero una o dos veces a lo largo de la mañana y acabar la etapa a la hora de la comida. De esta manera, tienes la tarde libre para descansar y, si lo necesitas, lavar y secar tu ropa. Por lo general, se cena temprano para no hacer una digestión muy pesada a la hora de acostarse.

En tu caso, como singlutenista, solo debes meter en la ecuación todos los cuidados de los que venimos hablando: comprueba los servicios del alojamiento (si ofrecen comida, si te pueden adaptar algo, si hay cocina, etc.), busca restaurantes validados o recomendados por la zona y llévate siempre algo. Busca también las tiendas y los supermercados que encontrarás a lo largo de tu recorrido, por si necesitas reponer provisiones en algún momento.

Sobre el Camino de Santiago hay un truco que, cuando somos singlutenistas, nos es especialmente útil: el servicio de transporte de mochilas de Correos. Si te organizas un Camino con albergues en los que hay cocina, puedes prepararte un buen kit de platos preparados que no necesiten refrigeración y con el que no tengas que cargar. Solo tendrías que llevar contigo lo que necesitas para cada etapa.

«Tengo un viaje de trabajo y el itinerario no depende de mí»

La facilidad para comer en este caso depende, sobre todo, del destino al que vayas y cómo sea la vida singlutenista allí. En función de eso, necesitas ver tus posibilidades de contactar con antelación con los restaurantes previstos. Habla con la organización del evento, pide el contacto de donde vayáis a comer y pregunta si te pueden adaptar el menú a su versión sin gluten o prepararte algo sencillo. Si no es viable o no te da la seguridad suficiente, puedes ir por tu cuenta a algún lugar del que tengas referencias, pedir algo a domicilio, llevártelo tú o incluso buscar con antelación un alojamiento en el que te puedas preparar algo de comida.

«Viajo con gente con la que no tengo mucha confianza como para condicionarles»

Al igual que con los viajes de trabajo, en estas situaciones es posible que lo más realista sea que te separes del grupo en los momentos de las comidas. Sin embargo, te invito a que lo comentes con naturalidad y, en lo posible, con tiempo. Puedes hablar de que necesitas unos cuidados especiales con tu comida y de cuál va a ser tu plan alternativo. Si vas a un destino difícil y tienes idea de llevarte comida o volver al alojamiento a cocinar, probablemente no quieran unirse y prefieran verte luego. Pero si vas a estar en un lugar con una buena variedad de restaurantes singlutenistas, puedes compartir con el grupo que tú vas a comer allí por si alguien quiere apuntarse. Es más, si puedes entablar esta conversación con el tiempo suficiente, tantéalos por si estuvieran dispuestos a que seas tú quien organice el itinerario del viaje.

> El equipo directivo de mi pareja tenía un viaje a Estados Unidos al que podían ir con un acompañante. Éramos un grupo de siete personas con gustos y necesidades muy distintas e íbamos a pasar unos días en Nueva York. Se trata de una ciudad en la que hay una amplia oferta de restaurantes singlutenistas de todo tipo de comidas y precios y lo más importante es diferenciar aquellos que ofrecen opciones con seguridad de los que no garantizan la ausencia de contacto cruzado con gluten.
> En este caso, unas semanas antes del viaje, mi pareja fue el intermediario. Les explicó a sus compañeros que yo necesitaba comer solo en ciertos locales y les propuso que organizáramos nosotros las rutas turísticas de esos días teniendo en cuenta las comidas. Todo el mundo estuvo de acuerdo, así que nosotros nos encargamos de planificar las visitas y buscar dónde comer. Por supuesto, tuvimos en cuenta que los restaurantes se acomodaran lo máximo posible a los gustos de todo el grupo, que nos permitieran sentarnos a descansar y tuvieran un precio adecuado.

Aunque soy consciente de que no todas las veces nos encontraremos con personas tan razonables, empáticas y flexibles, lo cierto es que, con la actitud correcta, podemos encontrar la forma de que todos disfrutemos del viaje. Es curioso cómo, de una situación así, podemos salir todos beneficiados y muy agradecidos: unos por tener un viaje organizado al completo y otros por poder sentirnos iguales que los demás al sentarnos a la mesa.

«¿Necesito llevarme un certificado o un informe médico?»

Aunque no es imprescindible, es más que recomendable por si te lo solicitan en algún momento para justificar que necesitas tener tu propia comida o si tienes que presentarlo en un centro de salud. Puedes solicitar a tu médico un certificado oficial que debes comprar en un estanco o en el Colegio de Médicos. Si vas a viajar a un lugar no hispanohablante, lo ideal sería que estuviera redactado también en inglés.

«¿Necesito un seguro médico?»

Siempre que vayas de viaje, es recomendable contar con algún seguro que te cubra durante toda tu estancia. Si ya tienes contratado uno en tu lugar de residencia, comprueba si tu cobertura incluye la asistencia durante los viajes. Además, consulta las condiciones de tu tarjeta de crédito o de débito, ya que algunos de los bancos que las emiten incluyen un seguro de viaje si las utilizas para los gastos de tus vacaciones.

En todo caso, esta recomendación no es exclusiva para los singlutenistas, pero ante la posibilidad de que puedas necesitar asistencia sanitaria de cualquier tipo durante tu viaje, conviene que estés protegido.

«¿Qué pasa si me contamino estando de viaje?»

Es innegable que, por muy previsoras que seamos y por mucho cuidado que pongamos, podemos acabar comiendo gluten de manera inadvertida. Esta situación no es nada deseable y mucho menos de viaje. Cuando esto pasa, no hay nada especial que podamos hacer más allá de manejar los síntomas y llevarlo lo mejor posible.

Este manejo de los síntomas va en la misma línea que si se produjeran por cualquier otro motivo. Es decir, no hay nada especial que podamos hacer para «limpiarnos de gluten». Por ello, puede ser una buena idea que tu kit de viaje singlutenista incluya suero oral de farmacia para no deshidratarte y probióticos que te ayuden a cortar la diarrea inespecífica, en caso de que este sea uno de tus síntomas principales. Si lo necesitas, pide asistencia sanitaria.

Ante esta posibilidad, hay algunos escenarios en los que es especialmente útil llevarte unos kits domésticos de detección de gluten en orina o en heces. De viaje, hay veces en las que es poco relevante si tus síntomas se deben al gluten o no, pero en otras ocasiones es una información muy valiosa. Por ejemplo, si vas a estar una semana en un complejo hotelero y el segundo día te pones malísima, te puede venir muy bien saber si se ha debido a una ingesta inadvertida de gluten para hablar con el personal de la cocina y pedir unos cuidados mejores.

«¿Puedo llevar comida sin gluten en mi maleta?»

Sí. Como adelantábamos antes, hay dos puntos en los que puedes encontrarte restricciones en este sentido:

El control de seguridad

Por lo general, solo lo pasas en el aeropuerto de origen, aunque hay países como Estados Unidos en los que te encuentras otro control al llegar. En él, se comprueba que no lleves ningún objeto peligroso para el avión. Puedes consultar en la página web del aeropuerto qué está permitido llevar y qué no. Respecto a la comida, la restricción la encontramos en los líquidos: igual que pasa con las colonias o la pasta de dientes, no podemos llevar líquidos en recipientes mayores a 100 ml. De este modo, por ejemplo, tu kit de viaje singlutenista no puede incluir una taza portátil de 250 ml con un batido de frutas. Sin embargo, una vez pasado el control, podrías comprarlo y llevártelo al avión. Ten en cuenta que puedes pasar una botella vacía reutilizable, como una isotérmica, que puedes rellenar con agua o con la bebida que quieras después del control de seguridad.

El control de aduana

En este punto, se aplican las restricciones de introducción de alimentos de cada país. Consulta la información disponible en la página web de la embajada o del consulado del lugar al que viajes. Ten en cuenta que esto condiciona lo que puedes llevarte para tu estancia, pero no lo que necesites en el avión. Esto significa que es posible que algo de lo que te lleves para el vuelo no pueda pasar este control y debas tirarlo. Presta atención a esto para evitarte un momento bochornoso en la aduana.

Además, las restricciones no solo atienden al tipo de comida que puedes meter en el país, sino también a la cantidad. No llevarte demasiadas cosas te permite justificar que se trata de unos alimentos destinados al consumo propio y no a la venta. Dentro de la Unión Europea no tendrás problemas con esto, pero si viajas fuera, asegúrate de que todo lo que te lleves está precintado en su envase original.

«¿Puedo traerme comida de otros países?»

Viajar a otros lugares es una oportunidad perfecta para conocer productos específicos sin gluten de allí e incluso traértelos de vuelta. La posibilidad de hacerlo viene definida por las restricciones del país al que vuelves. En España, puedes consultarlas en la web de la Agencia Tributaria, en el apartado de Viajeros, trabajadores desplazados y fronterizos.

En general, suele haber restricciones en el transporte de los productos frescos de origen animal y en las semillas, plantas y vegetales, por lo que difícilmente tendrás problemas si te quieres traer panes, galletas, pastas, harinas y otros productos sin gluten de donde hayas estado. ¡Aprovecha! En distintas partes del mundo hay cosas muy ricas que no se consiguen por aquí.

«¿Qué necesito tener en cuenta para mudarme a otro país?»

Si, cuando viajamos, el primer contacto que necesitas es el de la asociación de celíacos, cuando nos mudamos, este recurso es todavía más importante. Además de que va a ser tu lugar de referencia siempre que tengas dudas, su inexistencia o que no esté profesionalizada te dará muchas pistas de lo fácil o difícil que puede ser la vida singlutenista allí.

En el caso de que contactes con la asociación, te animo a que les propongas hacer una videollamada para que puedas resolver tus dudas. Prepárate esa videollamada (o el correo, si no tienes esa oportunidad) para informarte de cómo funciona allí el etiquetado, qué tipo de productos sin gluten se encuentran en el supermercado y si hay algún programa específico de formación de los restaurantes. Presta atención a las cosas que son importantes para ti por tus gustos y costumbres: por ejemplo, a una persona que le encante cocinar es más probable que le interese saber si puede encontrar todo tipo de especias sin gluten o si hay tiendas especializadas en productos sin gluten.

Por supuesto, cuenta aquí también con la experiencia de otras singlutenistas que vivan allí y de personas que hayan viajado recientemente. Recuerda siempre filtrar esta información para asegurarte de que sea lo bastante segura ante la posibilidad de que no esté actualizada o de que la persona que te hace las recomendaciones no tenga la misma consciencia singlutenista que tú.

Prepara tu kit de viaje singlutenista en función del acceso que vayas a tener a una cocina, lo equipada que esté y los productos que se consigan donde vayas. Puede serte útil llevarte una buena cantidad y variedad de provisiones para las primeras semanas, hasta que puedas conocer más a fondo la oferta de allí. Y antes de irte, infórmate de las posibilidades que tienes para que te envíen paquetes desde tu lugar de origen, tanto en lo relativo al servicio de mensajería en sí como a las restricciones aduaneras que se apliquen.

Quédate con esto:

1. No te quedes sin tu destino de viaje soñado. De un modo u otro, siempre puedes hacerlo.
2. Ten mucho cuidado con los lugares en los que la presencia del trigo es menor: aunque los cereales predominantes sean el arroz o el maíz y esto te ayudará a comer en muchos sitios, también supone que hay una menor consciencia y un peor conocimiento de hasta qué punto puede haber gluten de forma inadvertida.
3. Planifica tu viaje lo mejor posible y ten siempre un plan de comidas alternativo, por lo que pudiera pasar.
4. Tu mejor contacto es el de la asociación de celíacos del lugar al que vas a viajar. Nadie mejor que ellos te informará sobre cómo es el panorama singlutenista allí.

5. Busca también experiencias de otros singlutenistas que vivan donde viajas y de personas que hayan ido allí recientemente.
6. Filtra toda la información que recopiles para asegurarte de que está actualizada y es fiable.
7. Prepara tu kit de viaje singlutenista de manera adecuada a cada situación.
8. Contacta con los lugares en los que tienes previsto comer para conocer tanto la seguridad del sitio como su oferta sin gluten.
9. Llévate siempre algo de comida por si acaso, especialmente para el trayecto y el primer día.
10. Consulta las restricciones aduaneras tanto a la ida como a la vuelta.

LA SITUACIÓN DEL COLECTIVO SINGLUTENISTA

Las personas singlutenistas convivimos con una enfermedad crónica que tiene un manejo complicado y muy incomprendido socialmente. Detrás de la prescripción de una dieta sin gluten para toda la vida, se encuentra todo tipo de dificultades y circunstancias que hacen que esto se convierta en una carrera de obstáculos. Llevar este patrón de alimentación de manera estricta en nuestro contexto supone una infinidad de quebraderos de cabeza con el etiquetado, la hostelería y el estigma. A las singlutenistas nos toca lidiar con la impertinencia de muchas personas que, antes que ser empáticas y escuchar, prefieren darnos lecciones sobre nuestra enfermedad y cómo vivir con ella, nos tratan de exagerados y minimizan los riesgos de exponernos al gluten.

Con todo ello, no nos queda otra que hacer de tripas corazón e implicarnos en el manejo de nuestra enfermedad. La carga mental es inherente a cualquier condición crónica y, para aliviarla, contar con un entorno que nos apoye y las mejores herramientas puede ayudarnos a gestionarlo todo con mucha más naturalidad. Por supuesto, las fuerzas que tenemos para ello fluctúan a lo largo de nuestra vida, fruto de la infinidad de circunstancias que nos acontecen, y cada vivencia singlutenista es única.

Hay muchas personas que reciben el diagnóstico como una bendición después de muchos años buscando respuestas y temiendo que pudiera tratarse de algo grave que nadie conseguía localizar. Otras personas son verdaderas negacionistas de su diagnóstico (o, peor, del de los menores a su cargo) y, sinceramente, viendo la información que se nos ofrece con el diagnóstico, no me extraña que esto pase. Entre un extremo y el otro, hay muchas realidades que atienden a distintos tipos de necesidades y es importante que, al llegar a este mundo, seamos conscientes de dónde nos adentramos, aunque solo sea para que no nos pille por sorpresa y nos podamos preparar para ello.

Nuestras reivindicaciones como colectivo

Aunque a lo largo de este libro ya has visto muchos aspectos que tienen un gran margen de mejora, hay una serie de reivindicaciones de las que vamos siendo conscientes de manera progresiva. A continuación, vamos a ver algunas de ellas:

- Mejora de las tasas diagnósticas: aunque se estima que la enfermedad celíaca afecta al 1-2 % de la población occidental, hasta un 70 % de los celíacos siguen sin diagnosticar, con el detrimento que esto supone para su calidad de vida.
- Acortar los plazos de diagnóstico: de media, una persona adulta tarda siete años en recibir el diagnóstico de celiaquía.
- Dietistas-nutricionistas y técnicos superiores en dietética ampliamente disponibles en los servicios asistenciales de la sanidad pública: teniendo en cuenta que el manejo de las patologías relacionadas con el gluten es dietético, es competencia de estas profesionales llevar a cabo la educación alimentaria y parte del seguimiento de estos pacientes. Sin embargo, su figura no está establecida de manera amplia en el sistema público de salud y mucho menos de forma especializada.

- Atención psicológica integral: las singlutenistas somos, después de las personas con una enfermedad renal terminal, los enfermos crónicos que más limitaciones perciben a la hora de llevar a cabo su tratamiento. Además, el manejo de la dieta sin gluten tiene un gran impacto en nuestra vida social.
- Seguimiento clínico y dietético garantizado de por vida: las singlutenistas requerimos un seguimiento de por vida del cual muchos facultativos no son conscientes.
- Creación de unidades interdisciplinares especializadas en la enfermedad celíaca: se requiere, al menos, una por provincia que pueda dar cobertura, atención y servicio para la mejora del diagnóstico precoz, minimizar los falsos diagnósticos, acortar las listas de espera y proveer del seguimiento necesario.
- Persecución de las prácticas pseudocientíficas: las singlutenistas también estamos a merced de los charlatanes que prometen curas milagrosas para nuestra enfermedad, con el riesgo que supone que, de creernos curadas, volvamos a comer gluten.
- Campañas de divulgación y concienciación: gran parte de nuestras dificultades sociales están motivadas porque los mensajes que recibe la población general sobre nuestra realidad son confusos, contradictorios y falsos.
- Medidas de prevención de la discriminación: en el trabajo, el entorno académico y los ámbitos sociales, los singlutenistas somos objeto de burlas, ningunos y presiones que nos dificultan la adherencia a la dieta y minan nuestra salud mental.
- Estudio poblacional: las cifras de las personas afectadas por las patologías relacionadas con el gluten son estimadas y no hay un registro real.
- Fomento de la investigación: necesitamos que los grupos de investigación que están llevando a cabo proyectos de

muy alto nivel lo puedan hacer con la financiación adecuada para poner en marcha todos los proyectos necesarios. Esto mejoraría el conocimiento de la enfermedad y favorecería el desarrollo de alternativas de tratamiento.
- Etiquetado claro: para las singlutenistas, su entorno y la restauración del sector, descifrar si los productos son realmente sin gluten sigue siendo muy complejo, lo cual favorece las transgresiones en la dieta y crea mucha inseguridad.
- Cumplimiento de la normativa sobre el contenido en gluten de los alimentos: en particular, se observan grandes irregularidades en la venta de los productos a distancia, a granel y en la restauración.
- Equiparación de los precios de los productos específicos sin gluten a sus homólogos que sí lo contienen: al año, cada singlutenista gasta en torno a 1.000 euros más de media por la misma cesta de la compra que una persona no celíaca. Esto es especialmente grave en los núcleos familiares que tienen a más de una persona diagnosticada.
- Restauración segura para los singlutenistas: la Administración pública debe hacerse cargo de las funciones de fomento, formación, control y garantía de acceso del sector de la restauración sin gluten.
- Opciones sin gluten obligatorias, seguras y de calidad en los centros educativos a todos los niveles, lugares de trabajo, centros sanitarios y edificios de la Administración pública: hoy en día, no se nos garantiza el acceso a un menú sin gluten en ningún ámbito por norma general, solo en los casos de hospitalización e incluso ahí puede haber errores.

El 26 de mayo de 2024, tuvo lugar la primera jornada parlamentaria dedicada a la enfermedad celíaca en el Congreso de los Diputados. La asociación Celíacs Catalunya organizó dos mesas redondas en las que se habló de la situación de la enfermedad celíaca y de los afectados. En ella, participamos varias profesionales sanitarias y las asociaciones de celíacos. En la página web del Congreso puedes ver la grabación del evento. Entre otras cosas, se solicitó la redacción de una proposición no de ley (PNL) que atienda nuestras necesidades.

«LOS PRODUCTOS ESPECÍFICOS SIN GLUTEN SON MUY CAROS»

Lo son. Esta es una de nuestras reivindicaciones más visibles, entre otras cosas, porque supone una forma de discriminación más que evidente. Este sobrecoste está motivado porque las materias primas son más caras de por sí, la elaboración de los productos sin gluten requiere de una maquinaria diseñada específicamente para ello y los fabricantes dedican líneas de producción exclusivas para garantizar la seguridad alimentaria de los singlutenistas.

Por supuesto, somos conscientes de que la base de nuestra alimentación deben ser los productos sin gluten por naturaleza: legumbres, frutas, hortalizas, cereales sin gluten, carnes, pescados, huevos y lácteos. Todo ello resulta más accesible económicamente. Además, basar nuestra alimentación en materias primas y cocinar en casa es una buena forma de comer de un modo más nutritivo, favorecer una mejor relación con la comida y disfrutar de la alimentación.

Sin embargo, nada de esto es incompatible con que cuando queramos comer pan o pasta sin gluten no deberíamos pagarlo cuatro veces por encima del precio de sus equivalentes con gluten.

«Se me hace bola vivir sin gluten»

Es perfectamente normal. La vida singlutenista puede ser abrumadora por muchos motivos: todo lo que tenemos que aprender, la atención diaria y constante que requiere por nuestra parte, las consecuencias en caso de no hacerlo bien, la incomprensión social que infravalora nuestras necesidades, la inseguridad, etc. ¿Será que nunca nos podremos relajar?

Si este mundo se te está haciendo pesado, incluso si solo es en momentos o contextos determinados, debes saber que no tienes por qué hacer todo esto sola. Habla con tu entorno de cómo te está afectando la situación, hazles saber cómo pueden apoyarte mejor y pide ayuda a los profesionales de la psicología y la dietética que estén especializados en la materia.

«He tenido que aprenderlo todo por mi cuenta»

Los singlutenistas solemos quejarnos de que el médico nos diagnostica celiaquía y no nos explica nada. En el mejor de los casos, nos refiere a la asociación de celíacos que nos ayuda más o menos dependiendo de cómo trabaje. Sin embargo, no les corresponde a los médicos ofrecernos esta educación nutricional. Por supuesto, la alternativa no es el abandono absoluto: nos deberían derivar a una dietista o una nutricionista especializada en las patologías relacionadas con el gluten. El problema ya lo sabes: las profesionales de la nutrición y la dietética no estamos disponibles en la sanidad pública. En mi opinión, esto no justifica que ni se acuerden de mencionar la existencia de nuestra figura o que incluso lleguen a calificar nuestros servicios y nuestro trabajo de una «pérdida de tiempo». Por suerte, estas expresiones son más bien anecdóticas y cada vez son más los profesionales que no solo tienen presente nuestra figura, sino que la reivindican.

A estas alturas, ya hay estudios y evidencia científica que señalan la importancia de que los singlutenistas reciban un asesoramiento dietético especializado en el momento del diagnóstico y un seguimiento dietético singlutenista para toda la vida. Esto no solo favorece la transición y la adherencia a la dieta, sino que disminuye el impacto psicosocial, ahorra recursos económicos al sistema y mejora la calidad de vida de los singlutenistas.

Las dietistas singlutenistas estamos ahí, además, para cuando se producen problemas clínicos: por supuesto, le corresponde al médico descartar complicaciones y diagnosticar las posibles patologías que puedan explicar los síntomas más allá de la celiaquía. Sin embargo, el abordaje dietético es clave en las personas que, tras el diagnóstico, no terminan de mejorar o tienen una recaída, hasta el punto de que podemos implementar intervenciones dietéticas específicas más allá de la dieta sin gluten que mejoren los síntomas y favorezcan la remisión clínica, según las causas que haya detrás de ellos.

«No tengo un seguimiento médico»

Pídelo en tu centro de salud. El protocolo vigente contempla que los singlutenistas necesitamos un seguimiento para toda la vida y detalla en qué consiste. Si es necesario, acude a la consulta de tu médico de atención primaria con la referencia y, si se niega a ofrecértelo, te animo a que presentes una queja formal con los argumentos pertinentes. Estas pequeñas acciones por nuestra parte ayudan a favorecer que todas tengamos acceso a la asistencia sanitaria que necesitamos y merecemos.

Además, todavía está por llegar el momento en el que el seguimiento dietético que requerimos esté disponible en la sanidad pública. Para ello, no podemos hacer más que reivindicarlo de manera activa con los medios oficiales que tenemos a nuestra disposición.

«Me están tratando para curarme y poder comer gluten de nuevo»

La enfermedad celíaca no tiene cura. Quien te intente convencer de lo contrario estará poniendo en peligro tu salud. No hay ninguna limpieza, alineación de chacras, constelación familiar ni homeopatía capaz de curar las patologías relacionadas con el gluten. Por favor, si detectas alguna situación similar, ponlo en conocimiento del colegio de médicos regional o de la policía para tramitar una denuncia.

«No sé si lo que he leído por internet es de fiar»

Siempre nos dicen que, cuando recibimos un diagnóstico o vemos algún asterisco en nuestra analítica, lo peor que podemos hacer es investigar sobre ello en internet. Es cierto que no siempre es la mejor fuente de información, pero, para muchas personas, es la única disponible. Cuando una persona no siente el suficiente apoyo por parte del equipo sanitario que la atiende, recurre a internet y las redes sociales en busca de respuestas y la solución no pasa por decirle que no busque ahí, sino por ofrecerle el apoyo que necesita y enseñarle a usar esta herramienta tan valiosa.

En efecto, no todo lo que leas por internet va a ser de fiar. Allí, encuentras mucha información sesgada o directamente falsa que puede poner en peligro tu salud. Además, la vida singlutenista tiene una característica muy peculiar y es que nuestra adherencia al tratamiento no depende solo de nosotras: son muchas las ocasiones en las que otra persona cocina para nosotras (por ejemplo, en un restaurante) y el concepto que nuestro entorno tenga sobre nuestra patología es determinante para el apoyo que nos puede ofrecer. Por ello, lo que se diga en internet, en las redes sociales o en los medios de comunicación tradicionales nos afecta indirectamente, aunque tú y yo tengamos los conceptos claros.

A continuación, te dejo algunos de los bulos más extendidos y peligrosos que podemos encontrar en torno a la vida singlutenista, tanto para que veas por qué lo son como para que tengas argumentos para desmontarlos en caso de que alguien te los diga.

«Por un poco de gluten que comas, no te va a pasar nada»

¡Ojalá! Soy la primera que desearía no tener que preocuparse por las trazas. Sin embargo, tenemos un sistema inmunológico que reacciona ante la más mínima presencia de cualquier amenaza y se piensa que el gluten lo es. Sobre las consecuencias de poner en marcha nuestras defensas cuando no es necesario ya hemos hablado largo y tendido, pero es importante tener claro que esta reacción no depende de la cantidad de gluten ingerido, sino simplemente de su capacidad para reconocerlo como una amenaza.

«Si vuelves a comer gluten poco a poco, vuelves a generar tolerancia»

Esto está muy relacionado con lo anterior y es que, además de reaccionar de manera exagerada, nuestro sistema inmunológico tiene memoria. Entre otras cosas, esto es lo que permite que las vacunas funcionen o que no nos reinfectemos de algunas enfermedades. Sin embargo, para las patologías autoinmunes, esto nos viene un poco mal porque hace que, una vez desarrollada la celiaquía, no se pueda superar. Y, precisamente, recordarle una y otra vez al enemigo le hace saltar las alarmas, no acostumbrarse a su presencia.

«Pues yo conozco a un celíaco que se curó»

Entonces, si no se puede curar, ¿por qué hay gente que afirma que se ha curado? Lo más frecuente es que esto se deba a que su diagnóstico no fue correcto en un primer momento y esa persona nunca haya sido celíaca (¡como mi hermano!). Pero hay tres situaciones posibles más:

1. Se ha descrito el caso de personas, generalmente adolescentes, que pasan por un periodo subclínico en el que no se produce daño intestinal cuando comen gluten y vuelven a ingerirlo con normalidad. No obstante, con el paso del tiempo, su sistema inmunológico vuelve a reconocer el gluten como un enemigo y vuelve a provocar el daño intestinal.
2. Hay personas que comen gluten sin manifestar síntomas reconocibles, de tal manera que piensan que se han curado. Sin embargo, a medio y largo plazo se detectan las secuelas de haber transgredido la dieta siendo singlutenistas.
3. Cuando se reintroduce el gluten para hacer una nueva valoración, es posible que, en un primer momento, no se tenga un daño intestinal suficiente para dar un diagnóstico claro de enfermedad celíaca, por lo que hay médicos que, en ese momento, la descartan hasta hacer una nueva valoración más adelante. Es posible que, en este caso, tenga más sentido transmitir al paciente que continúa en estudio y todavía no se puede descartar del todo la enfermedad.

«Si no comes gluten, te haces celíaco»

Esto no funciona así por dos motivos:

1. Este concepto viene de algo que pasa en las intolerancias, en las que el sistema digestivo puede «olvidar» cómo digerir los azúcares de ciertos alimentos si no hay una presencia suficiente de ellos en la dieta. Sin embargo, como hemos visto, la celiaquía no es una intolerancia y, por lo tanto, no es que nuestro cuerpo «olvide» cómo digerir el gluten.
2. Ya hemos dicho que, para que se desarrolle la celiaquía,

hace falta la presencia de las prolaminas del gluten en la dieta, ya que funcionan como desencadenantes de la respuesta autoinmune. Es decir, el mecanismo de funcionamiento es el diametralmente opuesto al que se plantea en este mito tan extendido.

«Hay unas enzimas que digieren el gluten, ¿por qué no te las tomas?»

Estas enzimas son unas proteasas que tienen la capacidad de fragmentar las proteínas en trocitos más pequeños. Sin embargo, se ha visto que esto no es suficiente para evitar la respuesta autoinmune en los singlutenistas. ¿Y sabes cómo? Porque es el fruto de una de las líneas de investigación en las que se busca alternativas terapéuticas para la celiaquía y no han demostrado ser eficaces.

«¿Comes sin gluten? Entonces vas a adelgazar un montón, ¿no?»

Además de que estos comentarios huelen a cultura de dieta y gordofobia a la legua, no tienen sentido alguno porque la variación del peso no se debe nunca a un único factor y mucho menos al contenido en gluten de nuestra dieta.

Otra cosa es que, antes del diagnóstico, tuviéramos un patrón de alimentación muy basado en productos procesados, rico en harinas con gluten refinadas y con poca presencia de cereales integrales, frutas, verduras, legumbres y proteínas y grasas de calidad y, con la llegada de la vida singlutenista, hayamos migrado a una dieta más completa nutritivamente. Esto, más allá de si varía nuestro peso o no, seguramente suponga una mejora en nuestra salud y eso siempre es de agradecer.

El año de mi diagnóstico, yo había adelgazado 13 kilos sin buscarlo. Cuando empecé la dieta sin gluten, volví progresivamente a mi peso normal. Como ves, las fluctuaciones del peso pueden ir en cualquier sentido y lo peor es que muchas veces no somos conscientes de que detrás de ellas se esconde una enfermedad.

«El trigo en Europa es apto para singlutenistas»

Aunque esto te sonará extrañísimo, es un mito bastante extendido en Estados Unidos y es posible que llegue a tus oídos. Por supuesto, es rotundamente falso. La única diferencia puede residir en la cantidad de gluten que tienen las distintas variedades de trigo a lo largo y ancho del mundo, pero, en cualquier caso, el trigo como cereal tiene gluten y no es apto para singlutenistas.

«El pan de trigo fermentado con masa madre pierde el gluten y lo pueden comer los celíacos»

Es cierto que, al tener una fermentación más prolongada, los panes con gluten elaborados con masa madre pueden tener menos gluten que aquellos que sigan la misma receta, pero en los que se utilicen levaduras más rápidas. Sin embargo, en estos productos, el gluten no se degrada lo suficiente como para que el producto final contenga menos de 20 ppm de gluten y, por lo tanto, no puedes comerlos si eres singlutenista.

«En realidad, el gluten es malo para todos»

El gluten es un conjunto de proteínas y, como mucho, lo que podríamos decir de él es que no es de las proteínas de mejor calidad que tenemos a nuestro alcance, en el sentido de que no cuenta con todos los aminoácidos esenciales. Más allá de eso, la demonización que ha habido en los últimos años en torno al gluten está injustificada y es posible que atienda más a unos intereses económicos que a unos de salud.

Esto no quiere decir, por supuesto, que sea imprescindible

para la vida. Claro que tiene un interés nutricional incluir en nuestra alimentación otras fuentes de hidratos de carbono, pero en el caso de los no singlutenistas esto no se debe a que haya un problema con el gluten en sí. Sencillamente, de la misma manera que no conviene que todas las fuentes de proteína que comamos sean el pollo y el pavo, no interesa que todos los hidratos de carbono complejos de la dieta provengan de solo uno o dos cereales. Siempre es recomendable añadir variedad y materias primas de calidad a nuestra alimentación.

«Pero para las personas con una enfermedad autoinmune sí es malo, ¿no?»

Las personas que ya tienen diagnosticada una enfermedad autoinmune pertenecen a los grupos de riesgo de la enfermedad celíaca. Esto quiere decir que tienen más probabilidades de padecer celiaquía alguna vez en la vida que la población general. En el caso de desarrollarla, sí, desde luego, tendrían que retirar el gluten de su dieta. Por lo demás, una dieta sin gluten no ha probado ser más favorable para el pronóstico de estas enfermedades que un patrón de alimentación nutritivo, que incluya el disfrute y la calma.

Asimismo, retirar el gluten sin haber descartado correctamente una posible enfermedad celíaca dificultaría su diagnóstico. El mayor riesgo en estos casos reside en que, cuando no tenemos un diagnóstico claro, no hacemos la dieta sin gluten de forma estricta y esto puede ser un problema importante si somos celíacas.

«Si, estando embarazada, no comes gluten, tu bebé será celíaco»

Esta afirmación, además de falsa, es peligrosísima cuando se le dice a una persona celíaca embarazada. De hecho, muchas personas no consiguen quedarse embarazadas o tienen abortos recurrentes porque son celíacas, no lo saben y siguen comiendo gluten. Transgredir la dieta en esta situación supone un riesgo importante para el desarrollo del embarazo. Si eres celíaca y estás embarazada, por supuesto que debes continuar con tu dieta sin gluten y esto no repercutirá de ninguna manera en si tu hijo desarrolla la celiaquía o no en algún momento de su vida.

«No sé para qué sirve una asociación de celíacos»

A lo largo de este libro, hemos hablado mucho de las asociaciones de celíacos y de su labor. Como has podido comprobar, uno de los motivos principales por los que existen y al que dedican buena parte de su trabajo es a ocupar un espacio y dar respuesta a unas necesidades de las cuales la Administración no se está encargando. Así, históricamente, han sido ellas las encargadas de recibirnos tras el diagnóstico, de establecer unos criterios a la hora de leer los etiquetados y de formar a los locales de restauración para que puedan cocinar para nosotras de forma segura. Buena parte de sus reivindicaciones actuales van en la línea de devolver al sistema público sus funciones a través de los profesionales sanitarios y los profesionales que velan por la seguridad alimentaria. No hay que perder de vista que estas entidades no son sociedades científicas y se hace necesario que la Administración y los profesionales del sector recuperen y se hagan cargo de sus competencias y responsabilidades en la materia.

Otra de sus funciones más importantes es la de representarnos como colectivo ante los cargos públicos para trasladar nuestras inquietudes, necesidades y reclamaciones. Este es el motivo por el cual se promueve el asociacionismo en general y el de los afectados por alguna patología en particular: para dejar constancia de cuántos somos. En algunos casos, esto nos ayuda a encontrar una comunidad de personas que están en nuestra misma situación, lo cual no solo hace que nos sintamos más acompañados y comprendidos en el manejo de nuestra patología, sino que nos enriquece a través de las vivencias de otras singlutenistas como nosotras.

Por último, hay una labor que llevan a cabo de la que los singlutenistas de a pie no solemos ser conscientes, que cubre un espacio que no se está atendiendo con los recursos públicos y que resulta crucial para nosotros: el fomento de la investigación. Con nuestras cuotas, se financian cada año los proyectos de investigación de más alto nivel que se desarrollan en España que han favorecido en los últimos años la mejora de los procesos y las tasas diagnósticas, que contribuyen a mejorar nuestra calidad de vida y que, ojalá, algún día, favorezcan los tratamientos alternativos a la dieta sin gluten.

«Yo fui a la asociación de mi provincia y fue un chasco»

Desde luego, no todas las asociaciones de celíacos funcionan igual de bien. Algunas están más profesionalizadas, cuentan con más recursos, tienen una transparencia mejor y fomentan la participación de sus socios. Otras asociaciones brillan por su ausencia, nos meten miedo con la enfermedad y hasta ha llegado a haber casos de corrupción. Hay ocasiones en las que están completamente desconectadas de la realidad que vivimos los singlutenistas, y es normal que te resulte frustrante ver cómo su teoría no coincide con lo que estás viendo en tu día a día. Además, cómo funciona cada entidad puede variar en función de la junta directiva que la lleve y de los trabajadores que tenga en cada momento de su historia.

Por supuesto, tu experiencia al respecto es válida y, en ese caso, te invito a que te impliques en la medida de tus posibilidades. En una asociación no eres un cliente, sino que tienes voz y voto para que las cosas cambien. De manera constructiva, puedes proponer mejoras y por eso todos deberíamos asistir, al menos, a las asambleas de socios que se celebran cada año. Allí es donde se hacen propuestas y se someten a votación. Además, puedes conocer de primera mano a qué dedica la entidad su tiempo y sus recursos. Anímate a fomentar la participación entre las personas de tu zona que sean igual de críticas con cómo están funcionando las cosas en tu región y estén por la labor de hacer algo al respecto.

Si verdaderamente no tienes la posibilidad de formar parte tan activa de la asociación de tu provincia, puedes unirte a la de otra comunidad autónoma cuyo trabajo valores. No tienes por qué asociarte a la que te quede cerca, aunque suele ser conveniente para que puedas beneficiarte de las actividades regionales que organiza.

Cuando a Elena le diagnosticaron enfermedad celíaca, su médico solo la refirió a la asociación de celíacos de su comunidad autónoma. El primer día que fue le pintaron un panorama tan desolador que salió llorando de la sesión. La segunda vez le dijeron que se relajara y que no era para tanto. Cuando llegó a mi consulta dietética se encontraba desorientada, confundida y necesitada de acompañamiento. Ante todo me resultó admirable su determinación de informarse y hacerse cargo de su patología a pesar de la impresión tan mala que había recibido en un primer momento sobre nuestro mundo. Gracias a ello, a través de una educación nutricional muy cuidada y ajustada a sus necesidades y con las fluctuaciones normales del proceso, Elena lleva hoy una vida singlutenista feliz y equilibrada.

«LLEVO AÑOS DETRÁS DEL DIAGNÓSTICO»

El retraso en los diagnósticos es una de las preocupaciones más importantes de los sanitarios que nos dedicamos a este campo porque empeora mucho la calidad de vida y puede comprometer el pronóstico de la enfermedad. Que en este proceso tengas a tu alcance un par de manos expertas en la materia muchas veces es más una cuestión de suerte o de privilegio y esto, sencillamente, no debería pasar.

Mientras seguimos divulgando a favor de la especialización y dando visibilidad a los referentes en la materia (para lo cual, por cierto, contamos contigo como altavoz), te animo a que no permitas que invaliden tu situación, sigas buscando respuestas y utilices los medios oficiales de que dispongas para denunciar lo que estás sufriendo. Estas pequeñas acciones nos ayudan muchísimo a mejorar la atención sanitaria para todos.

«Poco se habla del tiempo que nos quita todo esto»

Desde luego, esta es una realidad. Con la vida singlutenista, el acceso a la inmediatez se ve mermado en gran parte, aumenta mucho la carga mental en torno a la gestión de nuestra enfermedad y a la vida en general y la situación puede ser agotadora y abrumadora. En este sentido, todo es mucho más fácil cuando contamos con una sociedad y unas relaciones personales que nos tengan en cuenta. Por supuesto, nos toca a nosotras hacernos cargo de nuestra enfermedad, pero no necesitamos más piedras en nuestro camino y sí una mano amiga que nos ayude a sobrellevar la carga.

«¿Puedo solicitar algún certificado de discapacidad o ayuda económica?»

En España, no se reconoce ningún grado de discapacidad por tener enfermedad celíaca si no hay ninguna secuela de ello.

En cuanto a las ayudas económicas y las deducciones fiscales, el Estado concede las primeras a los militares en cuya familia haya algún miembro celíaco y a los funcionarios singlutenistas a través de Muface. Sin embargo, no hay ninguna ayuda generalizada para el conjunto de las singlutenistas. En algunas provincias, existen algunas ayudas económicas y de asistencia alimentaria que resultan insuficientes porque no tienen la capacidad de llegar a todas las afectadas.

«¿Pueden cobrarme un plato más caro por ser sin gluten?»

Oficialmente, no hay nada que le impida a un restaurante cobrar un suplemento en el plato sin gluten. Personalmente, además de discriminatoria, me parece una práctica muy poco audaz, ya que, cuando se nos cobra los platos más caros por ser sin gluten, nos quedamos con un mal sabor de boca. Sin embargo, cuando el precio es el mismo, no es que nos parezca lo más normal del mundo (como debería ser), sino que lo celebramos y así lo compartimos en nuestras reseñas y recomendaciones de ese restaurante.

Las singlutenistas somos plenamente conscientes de que nuestros productos son mucho más caros, pero, en un restaurante, creo que da muy mala imagen ver que a nosotros nos sirven un pan almidonado, que se desmiga, congelado e industrial por 1,50 euros y a los no celíacos les ofrecen un pan integral, de masa madre y artesano por 0,90. Creo que es muy sencillo subirle cinco céntimos al pan con gluten para compensar el coste del que no lo contiene y quedar muy bien con el cliente. Te invito a que, cuando veas esta situación, si lo ves accesible, de manera amable y cómplice, le plantees esta posibilidad al responsable del restaurante.

«¿Dónde puedo encontrar a singlutenistas como yo?»

Además de las asociaciones de celíacos, las redes sociales son un buen lugar para encontrar a personas con intereses y necesidades comunes a los nuestros. Las singlutenistas como tú y como yo comparten sus experiencias tanto en sus perfiles como en mis redes sociales a través de comentarios y mensajes. Aunque, una vez más, es importante filtrar la información que se comparte en las comunidades, es maravilloso cómo el vernos reflejadas en la vivencia de otras personas nos ayuda a sentirnos más acompañadas y comprendidas.

«¿Qué puedo hacer yo como singlutenista?»

¡Puedes hacer tantas cosas! Siempre digo que no hace falta que reconduzcas toda tu vida profesional (como lo hice yo) por el singlutenismo. Sin embargo, hay una infinidad de pequeñas acciones que podemos llevar a cabo en nuestro día a día que ayudan a visibilizar y mejorar el mundo para que sea más amigable con los singlutenistas. Da a conocer nuestra realidad, ofrece referencias de los profesionales especializados en la materia, reivindica la igualdad en todos los ámbitos, no te quedes callada ante los comentarios fuera de lugar o las muestras de discriminación, usa los medios oficiales para quejarte y denunciar las situaciones injustas, apoya el trabajo bien hecho, sé rigurosa, generosa y responsable y, por supuesto, elige tus batallas.

Ante todo, cuídate. Haz bien la dieta sin gluten, disfruta de comer en casa, fuera o de viaje y vive una vida singlutenista plena. Que seas una singlutenista sana y feliz es lo mejor que nos puede pasar a todos.

Quédate con esto:

1. Podemos vivir una vida plena y feliz y esto es perfectamente compatible con que todavía queda mucho por mejorar en nuestro mundo.

2. Ten mucho cuidado con la información que encuentres por internet y con los comentarios de las personas que no estén especializadas en la materia.
3. Asegúrate de que los consejos sanitarios que sigues estén basados en la evidencia científica y protejan tu salud.
4. Las asociaciones de celíacos llevan a cabo unas labores muy importantes ante la dejación de funciones de la Administración pública.
5. No todas las asociaciones funcionan igual de bien y, si quieres, hay mucho que puedes hacer para mejorarlo.
6. No existen ayudas económicas ni beneficios fiscales disponibles para el conjunto de los singlutenistas.
7. Aprovecha tus pequeñas interacciones diarias para dar a conocer nuestro mundo de una manera rigurosa y responsable.
8. Comparte el trabajo y las referencias de los profesionales que estamos especializados en el sector.
9. La vida singlutenista está llena de todo lo que no puedes hacer. Ojalá este libro te ayude a ver de qué forma sí puedes.

CONCLUSIONES

A lo largo del libro, he procurado ofrecerte una imagen completa de cómo es la vida singlutenista en la realidad, con sus luces y sus sombras. La información y los recursos recogidos aquí son el fruto de todos estos años como singlutenista en los que me he enriquecido de mi vivencia personal, de la de mis seres queridos y de la de la infinidad de singlutenistas que se han cruzado en mi camino a través de las redes sociales, las asociaciones, los eventos, los talleres de cocina, las charlas, las presentaciones de mi primer libro y mi consulta dietética. Además, he recopilado mucha información científica a lo largo de estos años y me mantengo al día constantemente para ofrecer en mi trabajo los consejos sanitarios más actualizados y divulgar desde el rigor más absoluto. Por si fuera poco, estoy rodeada de auténticos profesionales que son referentes en el sector, generosos y amables y de los que aprendo muchísimo a diario.

Sé que algunos de los consejos que propongo para ciertas situaciones pueden no ser aplicables a tu caso concreto o que, hoy por hoy, no veas la manera de llevar a cabo algunas de las cosas que te planteo. Quiero que sepas que soy consciente de ello y que lo más importante es encontrar la forma más adecuada para ti, que tenga en cuenta tus circunstancias, tus necesidades y tus aspiraciones. Si encuentras dificultades en este sentido, tienes a tu disposición mi consulta dietética singlutenista para que abordemos lo que te haga falta atender. En todo caso, espero que mis propuestas te ayuden a ver que, si la necesitas, hay otra manera de hacer las cosas en busca de una vida mejor para ti.

Como habrás visto, soy partidaria de empoderarnos como pacientes, hablar de la realidad tal cual es y conocer los porqués detrás de cada cosa. Creo que esta es la mejor forma de adoptar una actitud responsable que nos permita atender nuestras necesidades a la vez que nos sentimos capaces y realizadas. Espero de corazón que hayas llegado hasta aquí con muchas más herramientas a tu alcance y que utilices este libro como una guía de consulta a la que volver cuando necesites apoyo, resolver dudas o recordar algo.

Ojalá, a través de estas líneas, podamos acompañarnos mutuamente mucho tiempo más.

BIBLIOGRAFÍA

Al-Toma, A., Volta, U., Auricchio, R., Castillejo, G., Sanders, D. S., Cellier, C., Mulder, C. J., y Lundin, K. E. A. (2019). «European Society for the Study of Coeliac Disease (ESsCD) guideline for coeliac disease and other gluten-related disorders», *United European Gastroenterology Journal*, 7(5), pp. 583-613, <https://doi.org/10.1177/2050640619844125>.

Arau, B., Dietl, B., Sudrià-Lopez, E., Ribes, J., Pareja, L., Marquès, T., Garcia-Puig, R., Pujalte, F., Martin-Cardona, A., Fernández-Bañares, F., Mariné, M., Farré, C., y Esteve, M. (2023). «A Population-Based Cross-Sectional Study of Paediatric Coeliac Disease in Catalonia Showed a Downward Trend in Prevalence Compared to the Previous Decade». *Nutrients*, 15(24), 5100, <https://doi.org/10.3390/nu15245100>.

Asociación Española de Personas con Alergia a los Alimentos y al Látex (AEPNAA) (2016). «Etiquetado precautorio de alérgenos (EPA): Un enfoque científico basado en la evaluación cuantitativa del riesgo».

Associació Celíacs de Catalunya. «Informe d'analítiques 2020-2021-2022» [en línea]. Disponible en: <https://www.celiacscatalunya.org/pdfs/Informe_analitiques_2020_a_2022.pdf> [2024, 22 de julio].

—, «Tabla orientativa con las denominaciones que implican

presencia de gluten en forma de ingrediente en los cosméticos» [en línea]. Disponible en: <https://www.celiacscatalunya.org/pdfs/Cosmeticos_gluten.pdf> [2024, 22 de julio].

Burnett, C., Bergfeld, W. F., Belsito, D. V., Hill, R. A., Klaassen, C. D., Liebler, D. C., Marks, J. G., Shank, R. C., Slaga, T. J., Snyder, P. W., Andersen, F. A., y Heldreth, B. (2018). «Safety Assessment of Hydrolyzed Wheat Protein and Hydrolyzed Wheat Gluten as Used in Cosmetics». *International Journal of Toxicology*, 37(1_suppl), 55S-66S. <https://doi.org/10.1177/1091581818776013>

Catassi, C., Fabiani, E., Iacono, G., D'Agate, C., Francavilla, R., Biagi, F., Volta, U., Accomando, S., Picarelli, A., De Vitis, I., Pianelli, G., Gesuita, R., Carle, F., Mandolesi, A., Bearzi, I., y Fasano, A. (2007). «A prospective, double-blind, placebo-controlled trial to establish a safe gluten threshold for patients with celiac disease». *The American Journal of Clinical Nutrition*, 85(1), pp. 160-166. <https://doi.org/10.1093/ajcn/85.1.160>

Celiac Travel. (2024). «Gluten Free Restaurant Cards for Celiacs / Coeliacs» [en línea]. Disponible en: <https://www.celiac-travel.com/cards/> [2024, 22 de julio].

Chaudhry, N. A., Jacobs, C., Green, P. H. R., y Rampertab, S. D. (2021). «All Things Gluten». *Gastroenterology Clinics of North America*, 50(1), pp. 29-40. <https://doi.org/10.1016/j.gtc.2020.10.007>

Costas-Batlle, C., Trott, N., Jeanes, Y., Seamark, L., y Gardiner, C. (2023). «A dietitian-led coeliac service helps to identify and reduce involuntary gluten ingestion with subsequent reduction in the frequency of repeat endoscopies». *Journal of Human Nutrition and Dietetics*, 36(5), pp. 1751-1759. <https://doi.org/10.1111/jhn.13206>

D'heedene, M., Vanuytsel, T., y Wauters, L. (2024). «Celiac disease: Hope for new treatments beyond a gluten-free diet». *Clinical Nutrition*, 43(6), pp. 1240-1249. <https://doi.org/10.1016/j.clnu.2024.04.014>

Elli, L., Leffler, D., Cellier, C., Lebwohl, B., Ciacci, C., Schumann, M., Lundin, K. E. A., Chetcuti Zammit, S., Sidhu, R., Roncoroni, L., Bai, J. C., Lee, A. R., Dennis, M., Robert, M. E., Rostami, K., Khater, S., Comino, I., Cebolla, A., Branchi, F., Sanders, D. S.... (2023). «Guidelines for best practices in monitoring established coeliac disease in adult patients». *Nature Reviews Gastroenterology & Hepatology*. <https://doi.org/10.1038/s41575-023-00872-2>

Faccio Peláez, D. (2024). «Singlutenismo. Genéricos aptos» [en línea]. Disponible en: <https://www.singlutenismo.com/genericos-aptos/> [2024, 22 de julio].

Fernández-Gil, M. D. P., Simon, E., Gibert, A., Miranda, J., Roger Alcoba, E., Martínez, O., Vilchez Cerezo, E., y Bustamante, M. Á. (2021). «Gluten Assessment in Beers: Comparison by Different Commercial ELISA Kits and Evaluation of NIR Analysis as a Complementary Technique». *Foods*, 10(6), 1170. <https://doi.org/10.3390/foods10061170>

Garzón Benavides, M., Pizarro Moreno, Á., Donat, E., Farrais, S., Fernández Salazar, L., Molero, M., Montoro, M., Núñez, C., Ribes-Koninckx, C., Santolaria, S., Simón, E., y Vivas, S. (2024). *Evaluación de la adherencia a la dieta sin gluten en pacientes adolescentes y adultos con enfermedad celíaca: Estrategia de manejo de los péptidos inmunogénicos del gluten*. SEEC. ISBN: 978-84-19955-25-8.

Hall, S. W., Shaoul, R., y Day, A. S. (2020). «The Contribution of Non-Food-Based Exposure to Gluten on the Management of Coeliac Disease». *Gastrointestinal Disorders*, 2(2), pp. 140-143. <https://doi.org/10.3390/gidisord2020014>

Husby, S., Koletzko, S., Korponay-Szabó, I., Kurppa, K., Mearin, M. L., Ribes-Koninckx, C., Shamir, R., Troncone, R., Auricchio, R., Castillejo, G., Christensen, R., Dolinsek, J., Gillett, P., Hróbjartsson, A., Koltai, T., Maki, M., Nielsen, S. M., Popp, A., Størdal, K., Wessels, M.... (2020). «European Society Paediatric Gastroenterology, Hepatology and Nutrition Guidelines for Diagnosing Coeliac Disease 2020». *Journal of Pediatric Gastroenterology and Nutrition*, 70(1), pp. 141-156. <https://doi.org/10.1097/MPG.0000000000002497>

Makharia, G. K., y Catassi, C. (2019). «Celiac Disease in Asia». *Gastroenterology Clinics of North America*, 48(1), pp. 101-113. <https://doi.org/10.1016/j.gtc.2018.09.007>

—, Singh, P., Catassi, C., Sanders, D. S., Leffler, D., Ali, R. A. R., y Bai, J. C. (2022). «The global burden of coeliac disease: Opportunities and challenges». *Nature Reviews Gastroenterology & Hepatology*, 19(5), pp. 313-327. <https://doi.org/10.1038/s41575-021-00552-z>

Mearin, M. L., Agardh, D., Antunes, H., Al-toma, A., Auricchio, R., Castillejo, G., Catassi, C., Ciacci, C., Discepolo, V., Dolinsek, J., Donat, E., Gillett, P., Guandalini, S., Husby, Md, DMSc, S., Koletzko, Md, S., Koltai, T., Korponay-Szabó, I. R., Kurppa, K., Lionetti, E.,... on behalf of the ESPGHAN Special Interest Group on Celiac Disease. (2022). «ESPGHAN Position Paper on Management and Follow-up of Children and Adolescents With Celiac Disease». *Journal of Pediatric Gastroenterology & Nutrition*, 75(3), pp. 369-386. <https://doi.org/10.1097/MPG.0000000000003540>

Penny, H. A., Baggus, E. M. R., Rej, A., Snowden, J. A., y Sanders, D. S. (2020). «Non-Responsive Coeliac Disease: A Comprehensive Review from the NHS England National Centre for Refractory Coeliac Disease». *Nutrients*, 12(1), 216. <https://doi.org/10.3390/nu12010216>

Pinto-Sanchez, M. I., Blom, J.-J., Gibson, P. R., y Armstrong, D. (2024a). «Nutrition Assessment and Management in Celiac Disease». *Gastroenterology*, S0016508524003615. <https://doi.org/10.1053/j.gastro.2024.02.049>

—, Silvester, J. A., Lebwohl, B., Leffler, D. A., Anderson, R. P., Therrien, A., Kelly, C. P., y Verdu, E. F. (2021). «Society for the Study of Celiac Disease position statement on gaps and opportunities in coeliac disease». *Nature Reviews Gastroen-

terology & Hepatology, 18(12), pp. 875-884. <https://doi.org/10.1038/s41575-021-00511-8>

Raiteri, A., Granito, A., Giamperoli, A., Catenaro, T., Negrini, G., y Tovoli, F. (2022). «Current guidelines for the management of celiac disease: A systematic review with comparative analysis». *World Journal of Gastroenterology*, 28(1), pp. 154-176. <https://doi.org/10.3748/wjg.v28.i1.154>

Rubio-Tapia, A., Hill, I. D., Semrad, C., Kelly, C. P., Greer, K. B., Limketkai, B. N., y Lebwohl, B. (2023). «American College of Gastroenterology Guidelines Update: Diagnosis and Management of Celiac Disease». *American Journal of Gastroenterology*, 118(1), pp. 59-76. <https://doi.org/10.14309/ajg.0000000000002075>

Servicio Andaluz de Salud. (2023). *Guía para el diagnóstico y seguimiento de la enfermedad celíaca en Andalucía*. Consejería de Salud y Consumo.

Sharma, G. M., Rallabhandi, P., Williams, K. M., Herrmann, M., y Sadrieh, N. (2016). «Gluten Quantitation in Cosmetic Products by Enzyme-Linked Immunosorbent Assay». *Journal of AOAC INTERNATIONAL*, 99(3), pp. 586-590. <https://doi.org/10.5740/jaoacint.16-0037>

Simons, M., Scott-Sheldon, L. A. J., Risech-Neyman, Y., Moss, S. F., Ludvigsson, J. F., y Green, P. H. R. (2018). «Celiac Disease and Increased Risk of Pneumococcal Infection: A Systematic Review and Meta-Analysis». *The American Journal of Medicine*, 131(1), pp. 83-89. <https://doi.org/10.1016/j.amjmed.2017.07.021>

Singh, P., Arora, S., Lal, S., Strand, T. A., y Makharia, G. K. (2015). «Risk of Celiac Disease in the First- and Second-Degree Relatives of Patients With Celiac Disease: A Systematic Review and Meta-Analysis». *American Journal of Gastroenterology*, 110(11), pp. 1539-1548. <https://doi.org/10.1038/ajg.2015.296>

—, Singh, A. D., Ahuja, V., y Makharia, G. K. (2022). «Who to screen and how to screen for celiac disease». *World Journal of Gastroenterology*, 28(32), pp. 4493-4507. <https://doi.org/10.3748/wjg.v28.i32.4493>

Wessels, M. M. S., De Rooij, N., Roovers, L., Verhage, J., De Vries, W., y Mearin, M. L. (2018). «Towards an individual screening strategy for first-degree relatives of celiac patients». *European Journal of Pediatrics*, 177(11), pp. 1585-1592. <https://doi.org/10.1007/s00431-018-3199-6>

AGRADECIMIENTOS

A Aritz, por ser el mejor compañero para la vida. Gracias por calmarme, celebrar y cantar conmigo. Solo una persona como tú podía tener una familia que me cuidara tanto. Gracias a ti, soy la persona más privilegiada del mundo.

A Yoli, José, Mercedita, Juan, Fede y Julita, por todo su apoyo. Gracias por cuidarme, apoyarme y entenderme tanto.

A Marta, por darme la mano para transformar mi vida. Gracias por ayudarme a hacer mi nuevo manual de instrucciones para la vida.

Al Dr. Sergio Farrais, por su confianza, su apoyo y sus enseñanzas. Trabajar a tu lado y aprender contigo es un auténtico honor.

A los demás miembros de la Unidad de Diagnóstico Avanzado de Enfermedad Celíaca, por hacerme sentir parte de un equipazo. Gracias por contar conmigo y mis opiniones como una igual.

A mis compañeras nutrias Vir, Bea Camacho, Noe, Ángela, Isa, Ale, Laura, Bea Cerdán, Eli, Gaby, Cristian, Arantza, Sofía, Julia, Elena, Adriana y tantas más. Me siento muy privilegiada de haber llegado al mundo de la dietética en un momento en el que lo estabais haciendo tan hermoso. Gracias por enseñarme tanto y por recomendar mi trabajo desde que solo tenía un libro bonito.

A Carlos, por haber cocreado el *Manual ilustrado del singlutenista*. Sin nuestro primer libro jamás habría llegado hasta aquí.

A Oriol Masià y Penguin Random House, por darme esta preciosa oportunidad. Me ha encantado la experiencia de sentirme tan bien acompañada en el proceso.

A Agus, Gara, Raquel, María José, Elena, Naty, Laura, Elia, Bea, Mari Ángeles y Nacho, por creer en mí y apoyarme más allá del tiempo y la distancia.

A las singlutenistas que me dais a diario todo vuestro apoyo y cariño a través de las redes sociales. Gracias por todo el amor con el que acogisteis y despedisteis al primer libro.

A mis pacientes, por vuestra confianza y vuestro valor. Acompañaros en vuestros procesos está siendo una experiencia transformadora para mí también.